图说常见疾病自我诊查与疗养系列丛书

U0212100

循环系统健康

自查·自防·自养

主　编　吴向东

编　者(按姓氏笔画排序)：

王琳琳　由　芳　白雅君　刘诗瑶

张　月　李　响　李　瑞　李诗宇

赵　婧　郭　磊

中国协和医科大学出版社

图书在版编目（CIP）数据

循环系统健康：自查·自防·自养／吴向东主编. —北京：中国协和医科大学出版社，2015.5

（图说常见疾病自我诊查与疗养系列丛书）

ISBN 978-7-5679-0057-8

Ⅰ.①循… Ⅱ.①吴… Ⅲ.①心脏血管疾病-防治 Ⅳ.①R54

中国版本图书馆 CIP 数据核字（2014）第 055214 号

图说常见疾病自我诊查与疗养系列丛书

循环系统健康：自查·自防·自养

主　　编：吴向东
责任编辑：吴桂梅

出版发行　中国协和医科大学出版社
　　　　　（北京东单三条九号　邮编 100730　电话 65260378）
网　　址：www.pumcp.com
经　　销：新华书店总店北京发行所
印　　刷：北京佳艺恒彩印刷有限公司

开　　本：787×1092　　1/16 开
印　　张：12.75
字　　数：290 千字
版　　次：2015 年 6 月第 1 版　　2015 年 6 月第 1 次印刷
印　　数：1—4000
定　　价：25.00 元

ISBN 978-7-5679-0057-8

前　言

　　循环系统疾病，又称为心血管疾病，是一系列涉及心血管系统的疾病。循环系统是指人体内运送血液的器官和组织，所以主要包括心脏和血管（动脉、静脉、微血管）的疾病。循环系统疾病是常见病，尤其在内科疾病中占很大的比重。心脏病常迁延不愈，影响生活和劳动，病死率亦高。随着传染病的控制，心血管疾病在人口死亡原因中所占地位更为突出。

　　我们对于疾病的认识往往停留在得了病该如何治疗上，其实很多时候，我们应该主动出击来预防某种疾病，不给它侵害我们身体的机会。这就需要"知己知彼"才能"百战不殆"。所以，对于循环系统疾病来说，应该先了解循环系统器官和组织的特点、疾病的成因，这样才能清晰地认识疾病的症状，或者对疾病进行预防。您也许会问，如果已经患上某种疾病该怎么办？毋庸置疑，遵医嘱进行治疗是必不可少的，但我们自己在日常生活中对于疾病也不是束手无策的。我们可以从饮食和日常生活中的细节上最大程度地减轻疾病的伤害，保养自己。

　　希望本书能在介绍知识的同时，也能为您的健康保驾护航！

编　者
2015 年 3 月

目 录

引 子

心脏是人体的重要器官，它像一个泵，伴随我们的生命，持续跳动着。

★ 心脏的结构与血流方向

右心房将来自上下腔静脉收集的全身的静脉血，经过右心室由肺动脉送往肺进行气体交换；肺中的血液去除二氧化碳，携带着氧气经过肺静脉到达左心房，流经左心室，然后从主动脉泵往全身。心脏就是这样参与血液循环的。

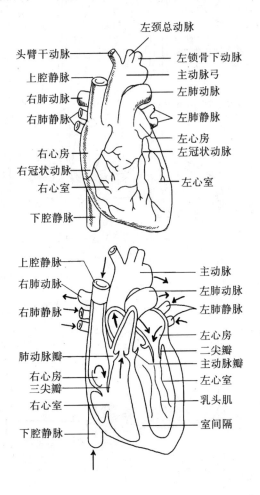

左颈总动脉
头臂干动脉——
上腔静脉——
右肺动脉——
右肺静脉——

右心房——
右冠状动脉——
右心室——

下腔静脉——

左锁骨下动脉
主动脉弓
左肺动脉
左肺静脉
左心房
左冠状动脉
左心室

上腔静脉——
右肺动脉——

右肺静脉——

肺动脉瓣——
右心房——
三尖瓣——
右心室——

下腔静脉——

主动脉
左肺动脉
左肺静脉
左心房
二尖瓣
主动脉瓣
左心室
乳头肌
室间隔

★ 心血管系统概述

心脏将血液泵入肺循环进行氧气和二氧化碳的气体交换，也将血液射入体循环，供应全身其他组织。在安静时，肺循环和体循环的心排出量都大约

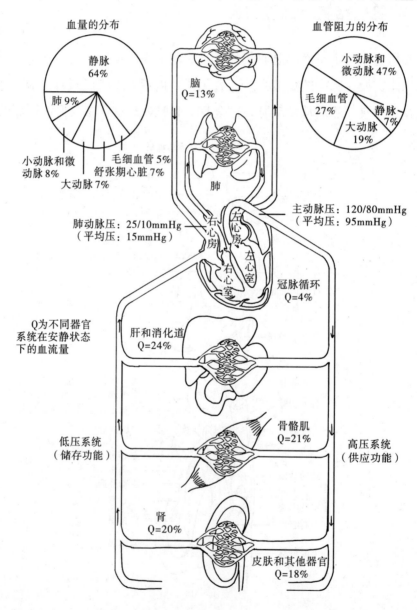

为每分钟 5 升。

图中所示为各不同器官系统在安静状态下的血流量（Q）。体循环中各器官的血管呈并联形式（如脑、心、消化道等）。血流量可按照机体新陈代谢的需求进行调节。任何时候，大部分血液储存于静脉内（64%），并回流入右心。肌性小动脉和微动脉的主要功能是形成血管阻力。

★ 我们来简单了解下血液循环系统与心脏的关系

根据循环途径的不同，可将血液循环分为体循环和肺循环两部分。

体循环：是指血液由左心室进入主动脉，再流经全身的各级动脉毛细血管网、各级静脉，最后汇集到上下腔静脉，流回右心房的循环。

在体循环中，从左心室射出的动脉血，流经身体各部分组织细胞周围的毛细血管网时，与组织细胞进行物质交换：将运来的养料和氧气供给细胞利用；将细胞产生的二氧化碳等废物运走。这样，动脉血就又变成了静脉血，经上下腔静脉流回到右心房。

肺循环：是指血液由右心室进入肺动脉，流经肺部的毛细血管网，再由肺静脉流回左心房的循环。

在肺循环中，从右心室射入肺动脉的静脉血，流经肺部毛细血管网时，血液中的二氧化碳进入肺泡，肺泡中的氧进入血液。这样，静脉血变成了动脉血，从肺静脉流回左心房。

体循环和肺循环是同时进行的，通过心脏汇合在一起，组成一条完整的循环途径，为人体各个组织细胞不断地运来养料和氧，又不断地运走二氧化碳等代谢废物。

★ 人体的血管的类型与分布

心脏和血管系统在人体内组成了一套四通八达的封闭管道系统，血液在这些管道内往复流动，将养分带到身体各处，以维持各种生命活动。心脏的收缩和舒张为推动血液提供了源动力。

血管系统由三种血管组成，即动脉、静脉和毛细血管。动脉是将血液送出心脏到全身各处的血管。静脉是输送血液回到心脏的血管。大动脉从心脏发出后，进入各个组织、器官，在此过程中逐渐变细，从大动脉分支为中动脉、小动脉和微动脉，微动脉最后分为毛细血管网。毛细血管再进一步汇合，称为微静脉、小静脉，直至大静脉，以上腔静脉和下腔静脉的形式最后返回心脏。

动脉硬化

动脉硬化泛指动脉的硬化性疾病，包括动脉粥样硬化、动脉中膜钙化和细动脉硬化。

★ 人体动脉的特点

人体动脉管壁分为3层，每层的结构、功能各不相同。

最内层与血液直接接触，称为内膜。正常情况下，内膜表面一层细胞结合紧密，非常光滑，这样可以使血液轻松、迅速通过。中层是肌肉层，称为中膜，负责支撑动脉的整体结构，对脑或身体其他部位的某些事做出反应。比如在人体紧张、焦虑的时候，中膜收缩或痉挛，导致动脉管腔变细；人体在运动时，中膜则会舒张，让更多血液流过。动脉最外层是外膜，在周围固定着动脉血管的整体结构，就像外包装一样。

★ 随着年龄的增长，每个人的动脉都会硬化

人们常说"人从血管开始变老"。上了年纪，就像我们可以直接看到的脸上皱纹和斑点会增加一样，身体中我们看不到的血管也会随着年龄的增长而发生变化，而动脉硬化就是其中很明显的一个变化。

动脉硬化，顾名思义是指动脉失去弹性、血管壁变硬的现象。血液以一定的压力（血压）泵出并流向全身，这就需要血管的构造很强劲而且有弹力、有韧性，才能承受并维持血压，调节血流。但是，随着年龄的增长，血管逐渐失去弹性，动脉内壁有固体物质、胆固醇等脂质沉积，动脉壁逐渐钙化和纤维化，导致动脉变硬、变脆。

一般来说，健康男性在 35 岁左右、女性在 50 岁左右开始出现不同程度的动脉硬化。男女间之所以会有这么大差别，是因为女性体内的雌激素具有使动脉保持韧性的作用。不过，女性到了绝经期，雌激素的分泌会减少，其对动脉的保护作用也逐渐消失，女性就会和男性一样出现动脉硬化。50 岁之前男性易出现的心绞痛和心肌梗死，在 50 岁之后的女性中发病率增加正是由于这个原因。

随着年龄的增长，每个人都会出现动脉硬化，它并非一种疾病。但硬化的程度严重的话，动脉的内腔会变狭窄，血流受到阻碍，也就会引起各种各样的疾病。

★ 动脉产生硬化的原因

要了解动脉硬化的原因，首先需要知道胆固醇。

提到胆固醇人们往往会想起"胆固醇高"、"对身体有害"等字眼。其实胆固醇是身体中必不可少的，有着重要的生理功能。

胆固醇是细胞的重要组成成分，也是胆汁、激素等物质的基础。我们从食物中会摄取胆固醇，身体内的肝脏或肠中也会合成胆固醇。如果超出了必需量，胆固醇就会积存在血管内，成为动脉硬化的原因。

★ "好胆固醇"和"坏胆固醇"

胆固醇在体内有着广泛的生理作用，胆固醇不溶于血液，必须以脂蛋白为载体在细胞间运输。正常情况下对人体是无害的，但当其过量时，便会拥挤和黏附在血管的管壁上，造成血流不畅或者堵塞血管。

高密度脂蛋白（HDL）胆固醇是机体内的"好胆固醇"，具有清洁疏通动脉的功能。高密度脂蛋白就好像是体内血管勤劳的街道清扫员，在体内"工作"时，还没等胆固醇堆积到动脉壁上，就自觉地把胆固醇清走，运回

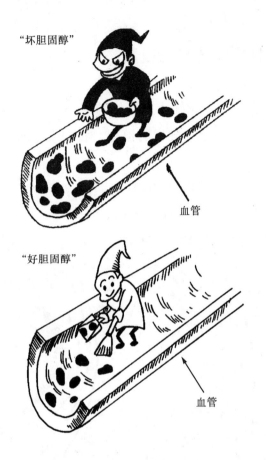

"坏胆固醇"

血管

"好胆固醇"

血管

肝。高密度脂蛋白胆固醇水平过低则发生冠心病的危险性增加。

　　低密度脂蛋白（LDL）胆固醇被称为"坏胆固醇"。低密度脂蛋白的主要作用是储存胆固醇，当体内胰岛素水平升高时，胆固醇就在低密度脂蛋白内安了家。低密度脂蛋白相对分子质量较小，可穿入血管壁，在内皮下滞留，被巨噬细胞吞噬后形成泡沫细胞，后者不断地增多、融合，构成了动脉粥样硬化斑块的脂质核心，其最终结果是形成斑块，引起血管内交通堵塞，导致全身动脉病变。

　　如果高密度脂蛋白是勤劳的清扫员，低密度脂蛋白就是随意扔垃圾破坏环境的人。低密度脂蛋白在体内毫无拘束地漫游，在血管中随意丢弃垃圾，在四处留下隐患。

★ 动脉粥样硬化的形成过程

"坏胆固醇"会产生动脉硬化，就像蜿蜒的河流容易在转弯处也会产生淤塞一样，血管的分叉处也是同样的道理，我们来看看动脉粥样硬化是如何产生的。

血管弯曲分叉的位置容易沉淀脂肪、胆固醇等物质。

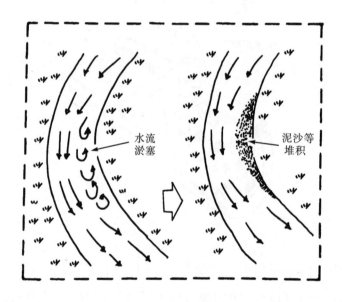

如果沉积物太多，超出了白细胞的清洁能力，白细胞就会和沉积物形成粥状的脓，沉积在血管内部，医学上称之为粥状硬化巢。这会使血管狭窄，血液循环不畅。

血管壁中的平滑肌细胞会来到病灶处开始对沉积物加以处理，但是通常和白细胞后果相同，一样沉积在血管中。

血液中的钙质沉积在病灶，血管就像有水泥流入一般，会变硬、变性。另外，粥状硬化巢黏在血管中，形成凹凸不平的血管内壁，导致血小板附着凝集成血栓，进而阻塞了血管。

这种因为胆固醇等导致的血管硬化变性就称为粥状动脉硬化。

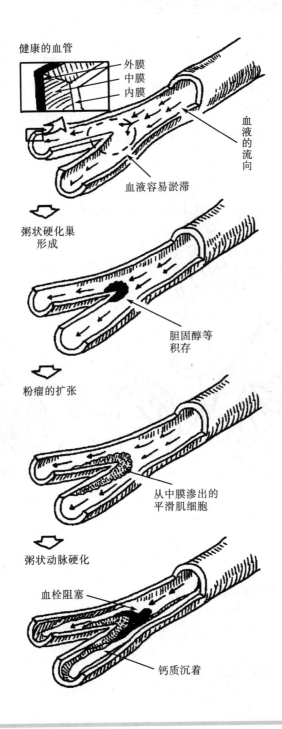

健康的血管

外膜
中膜
内膜

血液的流向

血液容易淤滞

粥状硬化巢形成

胆固醇等积存

粉瘤的扩张

从中膜渗出的平滑肌细胞

粥状动脉硬化

血栓阻塞

钙质沉着

★ 细小动脉硬化是怎么回事

在动脉末端分支为毛细血管之前的细动脉称为细小动脉。如果有高血压的症状，血管就必须抵挡较高的血压送出血液。细小动脉将血液送达毛细血管这种非常细的小血管，因此就更加需要强力送出血液才行。如此一来，血管壁的肌肉就会越来越厚，内腔狭窄，血液循环不畅。

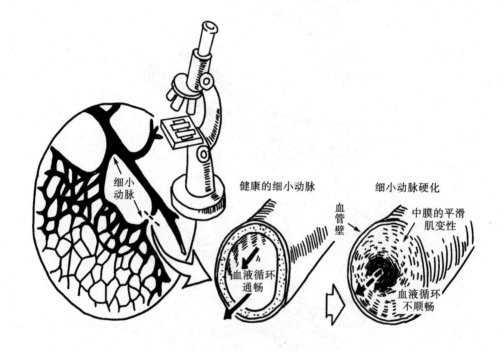

细小动脉

健康的细小动脉

细小动脉硬化

血管壁

中膜的平滑肌变性

血液循环通畅

血液循环不顺畅

自查

★ 动脉硬化的症状

◆ 是否为中、老年期

◆ 血脂异常，有高脂血症

◆ 有心、脑缺血的表现，比如心绞痛、眩晕等

◆ 心电图显示心肌缺血或梗死

◆ 超声检查大、中动脉有粥样斑块

★ 诊断与治疗

早期诊断此病十分不易，只有当此病发展到一定程度，尤其是有明显器官病变时，诊断起来才比较容易，但是治疗却已经比较困难。

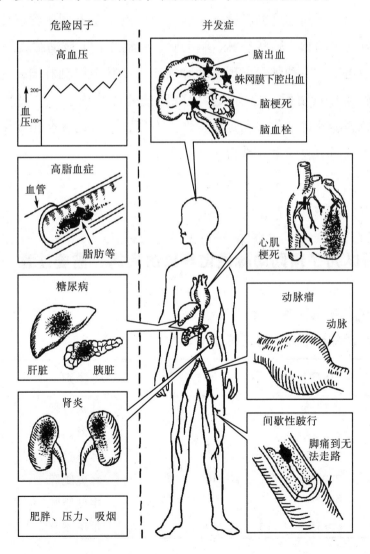

★ 与动脉硬化有关的疾病

◆ 动脉硬化的危险因子

动脉硬化最大的危险因子就是高血压、高脂血症以及糖尿病三种。另外肾炎也会造成高血压，所以算是危险因子。

◆ 动脉硬化的并发症

不同部位、不同程度的动脉发生病变会引发全身不同脏器病变，常发生病变的动脉是主动脉、冠状动脉、脑动脉、肾动脉、下肢动脉。

动脉硬化后，主动脉会出现主动脉瘤或主动脉夹层动脉瘤，冠状动脉会出现心绞痛和心肌梗死，脑动脉会出现脑梗死或脑出血、一过性脑缺血发作，肾动脉会出现肾硬化症和肾血管性高血压，下肢动脉会出现下肢动脉硬化闭塞症，进而引起间歇性跛行。

自防

★ 所以为了预防动脉硬化导致的疾病，需要注意

◆ 营养均衡的饮食生活

控制膳食总热量，维持正常体重。

BMI（体质指数）	类别
< 18.5	体重过轻
18.5~24	正常范围
24~27	体重过重
27~30	轻度肥胖
30~35	中度肥胖
≥35	重度肥胖

膳食纤维能明显降低血胆固醇水平，因此应多摄入含膳食纤维丰富的食物，如燕麦、玉米、蔬菜等。

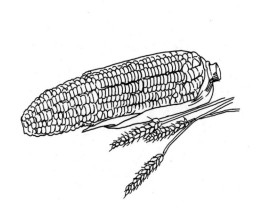
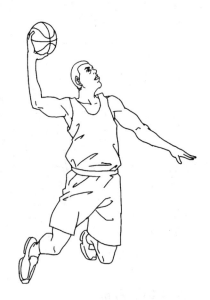

◆ 适度的运动

适度的运动可以强化血管，进而避免对心脏造成负担。

◆ 控制治疗高血压、糖尿病、肥胖症等与动脉硬化相关的疾病，有耐心且长期的坚持服药。

自养

★ 对于已发生动脉硬化者，需要注意

◆ 合理安排工作生活

◆ 不吸烟，不饮烈酒

◆ 适当体育运动

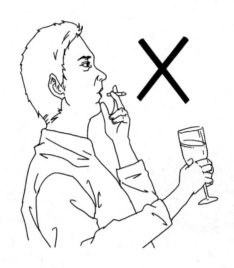

★ 膳食方面

◆ 体重超重者，应减少每日进食的总热量和食用低脂肪、低胆固醇膳食，并限制蔗糖及含糖食物的摄入，少食精制食品、甜食、奶油、巧克力等。

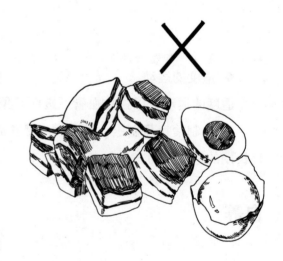

◆ 年过 40 岁者即使血脂无异常，也应避免经常食用动物性脂肪和含胆固醇较高的食物，如动物肝脑肾等内脏及肥肉、猪油、蛋黄、蟹黄、鱼子、椰子油、可可油等。

◆ 主食中应搭配部分粗粮，副食品以鱼类、瘦肉、豆及豆制品、各种新鲜蔬菜、水果为主。

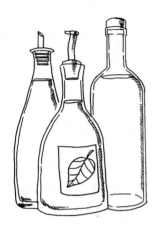

◆ 尽量以植物油为食用油。

◆ 海带、紫菜、木耳、金针菇、香菇、大蒜、洋葱等食物有利于降低血脂和防止动脉硬化，可以常吃。饮牛奶宜去奶油，不加糖。蛋类原则上每日不得超过 1 个，烹调时避免油炒、油煎。

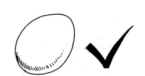

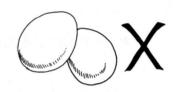

◆ 烹调食物用植物油，少吃油煎食物。少吃花生，因其中含油甚多，但可以食用核桃仁、瓜子仁、果仁等。

◆ 严谨暴饮暴食，以免诱发心绞痛或心肌梗死。合并高血压或心衰者，应同时限制钠盐的摄入量。

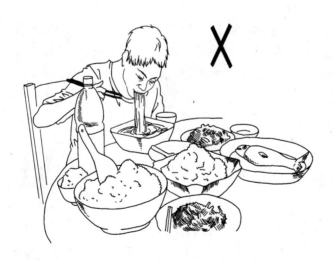

冠 心 病

冠状动脉是给心脏肌肉供应血液的血管，像皇冠或者帽子一样"扣"在心脏表面之上，容易发生动脉粥样硬化。在发生硬化的过程中，动脉的管壁逐渐增厚变硬，管腔愈来愈小，有的分支可能闭塞，导致心肌血液供应的减少，因而引起心脏病，称为冠状动脉粥样硬化性心脏病，简称冠心病。

★ 冠状动脉硬化的形成过程

冠状动脉硬化的程度轻重不一，对心脏的正常工作及人体产生的影响也不同。轻度的病变对心肌无明显影响，也不产生症状；较重的病变可引起管腔的狭窄，到一定程度，它所供应的血液虽能满足心肌平时需要，但当心脏

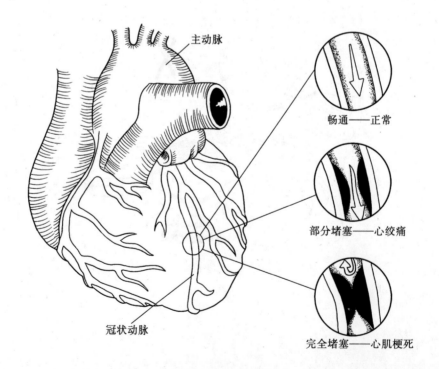

主动脉

畅通——正常

部分堵塞——心绞痛

完全堵塞——心肌梗死

冠状动脉

工作量增加时（如剧烈运动或情绪激动）心肌的血液供应就会不足，产生心绞痛、心律不齐和心力衰竭。

冠心病患者的冠状动脉变得狭窄了，就像自来水管"生水垢"一样，使心肌缺血缺氧，休息时可能没事。

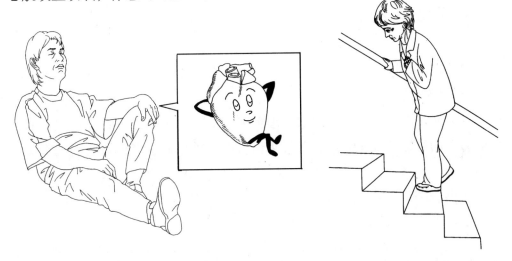

一旦心脏负荷增加，如上楼梯时，冠状动脉供血不足，就会出现胸痛。

通常休息一会儿疼痛可以消失。如果一条冠状动脉被血栓完全阻塞，其供血区域的心肌将发生坏死。

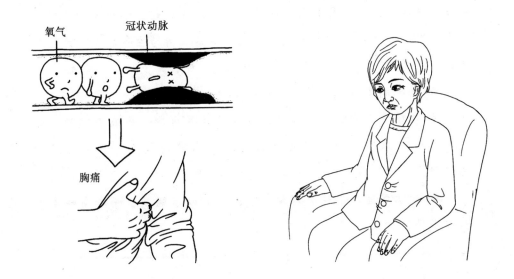

自查

★ 冠心病的高危人群

- ◆ 高血压患者
- ◆ 糖尿病患者

糖尿病是冠心病的高危因素。患糖尿病5年以上的患者，一半左右有并发冠心病的可能，是非糖尿病者的4倍。女性糖尿病患者患冠心病的概率是女性非糖尿病者的5倍，男性糖尿病患者患冠心病的概率则是男性非糖尿病者的2倍。

> **温馨提示：什么是糖尿病？为什么糖尿病患者容易并发冠心病？**
>
> 糖尿病是一种代谢紊乱综合征。它是各种致病因子作用于机体导致了胰岛功能减退、胰岛素抵抗等，进而引发的糖、蛋白质、脂肪、水和电解质等一系列代谢紊乱。临床上以高血糖为主要特点，典型病例可出现多尿、多饮、多食、消瘦等表现，即"三多一少"症状。
>
> ★ 糖尿病患者为什么容易得心脏病？
>
> ◆ 糖尿病患者血糖升高后，会损伤血管内膜，血液当中的某些物质，包括血脂、血小板就容易沉积在血管内壁上，导致动脉硬化，动脉狭窄，最后导致冠心病、心肌梗死。
>
> ◆ 糖尿病患者常伴有血脂异常，如甘油三酯高，好胆固醇降低和坏胆固醇升高。

◆ 胰岛素的缺乏或者胰岛素受体数目的减少，均可减少心肌细胞对葡萄糖的摄取，使心肌供能不足，心肌收缩力减弱。

◆ 糖尿病患者血糖浓度较高，糖化血红蛋白增加，红细胞携氧能力降低，心肌容易缺氧。

◆ 糖尿病患者伴发高血压的概率较正常人高出4倍，而高血压是冠心病的危险因素之一。

◆ 糖尿病患者的血小板黏附性和聚集性增高，会增加血液黏稠度，红细胞变形能力降低，凝血功能增强，这样血栓就更容易产生，心肌梗死实际上就是血栓形成后堵塞血管造成的。

◆ 2型糖尿病患者常同时有肥胖，增加患冠心病的危险性。

◆ 血脂异常者

温馨提示：什么是血脂？血脂异常是怎么回事？

血脂包括胆固醇、甘油三酯、磷脂及游离脂肪酸等，这些成分和一定的球蛋白结合后则成为水溶性的脂蛋白，包括乳糜微粒、极低密度脂蛋白、低密度脂蛋白和高密度脂蛋白。

通常界定，当血清胆固醇 >5.23mmol/L，低密度脂蛋白胆固醇 >3.15mmol/L，高密度脂蛋白胆固醇 <0.9mmol/L，都可使冠心病的危险性增加。其中总胆固醇和高密度脂蛋白胆固醇的比率 >4.5时，冠心病的危险性明显增加，上述比率越大，危险性越大。其中，与冠心病关系最密切的是总胆固醇，尤其是坏胆固醇

（低密度脂蛋白胆固醇）升高的关系最密切。好胆固醇（高密度脂蛋白胆固醇）降低时，冠心病危险也增高。肥胖和糖尿病患者容易出现好胆固醇含量下降的情况。

◆ 肥胖者

◆ 吸烟者

吸烟人群患冠心病的概率是不吸烟人群的 2 倍，且与每日的吸烟数正相关，也就是说，吸烟越多，患冠心病的风险就越大。

温馨提示：为什么吸烟有害心脏呢？

◆ 吸入一些目前尚未能确认的某些有害物质，升高了血脂水平。

◆ 香烟的烟雾中含有一氧化碳，一氧化碳竞争性与血红蛋白结合，形成碳氧血红蛋白，降低了血红蛋白与氧的结合，使血液中氧含量降低。心脏正常工作所需的氧气量得不到供应，心脏负担加重。

◆ 香烟中的尼古丁能使冠状动脉痉挛、心跳加快、血压升高、心肌耗氧量增加，并且由于冠状动脉血流减慢，血液黏稠度增加，血小板聚集性加大，进而造成动脉内膜损伤和血栓形成。

◆ 吸烟会降低人体内高密度脂蛋白的含量，促使胆固醇沉积于血管壁内，导致动脉硬化和冠心病的发生及发展。

◆ 55 岁以上的男性，绝经后的女性

由于动脉的粥样硬化是一个十分缓慢的过程，多随着年龄的增大，病变的风险也会进一步升高。

◆ 承受持久精神压力者

◆ 缺乏运动者

◆ 具有冠心病家族史者

冠心病的家族遗传因素已经被充分证实了。如果一个人的家庭亲属，比如父母或兄弟中有人早年（男性 55 岁之前，女性 65 岁之前）患冠心病，那么这个人患冠心病的危险性就比普通人群要高，且患病亲属发病的年纪越轻，这个人患病的风险也越高。危险增加的程度可以不同，有的高达无亲属遗传者的 6 倍。

近年来，物质生活水平飞速发展，冠心病这种与日常生活关系很大的疾病，其发病率年年都在攀升。饮食结构的不合理、生活节奏的紧张以及人口老龄化的加剧，都是冠心病发病率增长的因素。另外，医疗技术条件的改善，也使得从前不能确诊的冠心病得到确诊或早早诊断出来。所以现在人群中冠心病的数量要几倍于十年、二十年前。

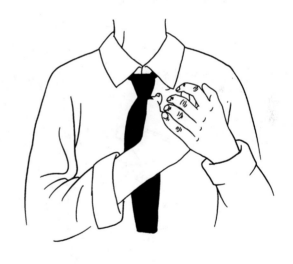

大家一看身边得冠心病的人多了，当自己感觉到心脏不舒服，尤其是胸闷、憋气的时候，就会想自己是不是也得了冠心病，这是大部分人的正常反应。

★ 实际上冠心病有哪些症状

冠心病本身的症状

◆ 劳累过后胸闷、憋气、压迫。

◆ 夜间睡觉突然难受醒来。

◆ 早上起来刷牙时感觉到牙痛、嗓子发堵、胸部发紧。

◆ 怕吵，在噪声环境中会心慌、胸闷。

◆ 表现为心绞痛症状。

◆ 表现为心肌梗死症状。

★ 冠心病的危害

我国每13秒就有一个人死于心血管疾病，急性心肌梗死是冠心病最严重的类型，危险性较大，但随着治疗方法的改进，目前病死率不到10%。

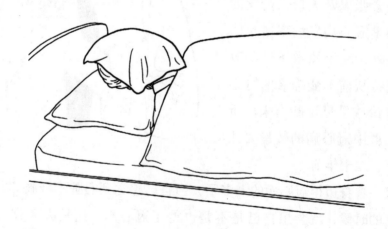

自防

很多人认为冠心病是老年病，等到40多岁再预防也不晚。其实不然，动脉粥样硬化症状是逐步表现出来的。预防冠心病，对于不可抗的因素无法干预，只能从基础病的控制和改变导致冠心病的不良生活方式入手。

在日常生活中我们要多多关注我们的身体状态，注意平时的饮食和其他生活习惯，从根本上预防冠心病。

★ 冠心病的常见认识误区

◆ 瘦人不会得冠心病

◆ 不吃肉就不会得冠心病

◆ 中老年人才会得冠心病

◆ 男性比女性更容易得冠心病

◆ 一旦患上冠心病就会越来越严重

◆ 冠心病一定会诱发心绞痛

★ 冠心病的一级预防

一级预防，又叫病因预防，是预防冠心病发生的根本措施。一级预防主要针对没有患病的人群，对形成冠心病的危险因素及病因采取干预措施。主要有以下几个方面：

◆ 改变生活方式

（1）坚持低脂膳食且饮食多样化

合理调节饮食结构及热量的摄入①避免摄入过多的动物脂肪及胆固醇含量高的食品，增加富含不饱和脂肪酸食品的摄入（如鱼油、麻油、玉米油、胚芽油）；②控制进食的总热量不可过高；③适当食用优质蛋白食品；④控制糖类的摄入量；⑤讲究膳食平衡，做到各种食品搭配进食；⑥避免暴饮暴食；⑦尽量饮用硬水，软水地区须补钙、镁等矿物质。

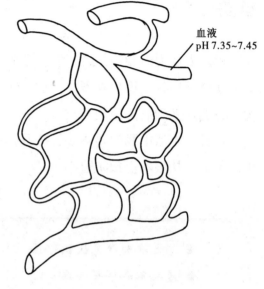

血液
pH 7.35~7.45

（2）保持体内酸碱平衡

正常人的血液呈弱碱性，其pH值稳定在7.35~7.45，可保持血管柔软。

值得注意的是，食物的酸碱性与它们的口感味道几乎是截然不同的。食物在体内消化分解后，含钠、钾、钙元素多的食物称为碱性食物，如豆类、奶类、蛋清、水果、蔬菜、海带、茶叶等；酸性食物，如面粉、大米、肉类、糖、禽类、鱼虾等。所以饮食上应该注意"酸碱"平衡，不要长期大量单一的摄入某种食物，而要注意饮食均衡，这样才能有健康的身体。

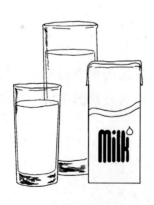

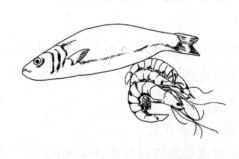

另外，人们对食盐的敏感性不同，有的人对食盐敏感，吃得咸，血压升高；有的人对食盐不敏感，即使吃得咸，血压也不升高。总的来看，还是吃得淡些有益心脏和血管。

（3）坚持运动

运动使人健康，运动也要量化。以心率为例，如每分钟70次，如果经过运动锻炼可以减到每分钟60次，表面看也许与以前没什么差别，只减少了10次心率，可是在1年时间内，就减少了550万次心率。健身锻炼有益心脏健康，最有益的锻炼项目是大步行走。身体的局部锻炼（如哑铃、拉力器）则对心脏来说没有太大益处。我们可以根据自身的爱好和特点选择1~2项有益的项目，坚持锻炼。

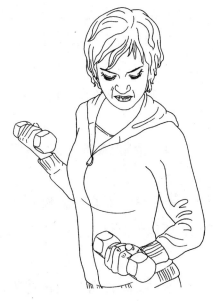

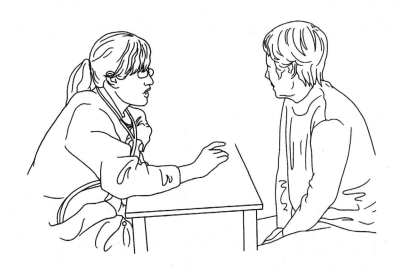

锻炼时应遵循以下几条原则

①增加人群平均热能的消耗；②加强青少年的高强度体育活动，保证业余体育活动的次数、时间及强度；③合理安排一定时间的户外活动，如散步、慢跑、打太极拳、做保健操、骑自行车、游泳、进行球类活动等；④参加一些能使身心愉快和松弛的文娱活动，如下棋、打牌、跳舞等；⑤中年以后最好避免剧烈的运动。

★ 定期体检，及时医治小病

一些人平时自我感觉非常健康，直到去医院检查才发现这样那样的疾病，所以不要只凭主观感觉判断自己的健康问题，要常检查。

★ 让健康快乐伴随生活每一天

尤其是对于冠心病的高发人群老年人来说，要以年轻的心态快快乐乐地

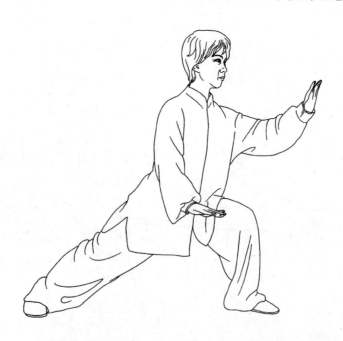

生活每一天。寻找生活中的亮点，培养自己的兴趣爱好，特别是自己很有兴趣学习的、对健康有很大好处的（比如书法、绘画、太极拳、交谊舞等）。经常参加各种类型的集体活动对培养积极心态、增进知识都有很大好处。另外平时注意角色转换，不要太操心，儿孙自有儿孙福，自己的健康就是儿孙最大的幸福。寻找成就感，让自己多干点事，多发挥作用，给予别人帮助。自信、快乐是健康的重要保障。

自养

　　冠心病患者也不要紧张着急，平时注意养成良好的生活和饮食习惯，可以最大限度地控制疾病的发展。

★ 冠心病的二级预防

　　二级预防是指对已患有冠心病者，控制发展和防止并发症，使其更好地康复。具体要做到"三早"，即早发现、早处理、早治疗。

　　一级预防的所有措施对二级预防都十分重要；另外还要避免诱发因素，如饱餐、大量饮酒、过劳、精神紧张、情绪激动、突然的寒冷刺激等，并定期体检，在医生指导下合理用药。

★ 冠心病的三级预防

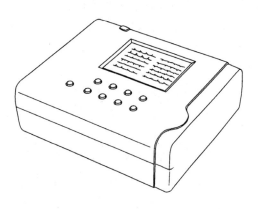

　　三级预防的关键是对冠心病患者实行有计划的合理治疗和积极的自我保健相结合，以此防止冠心病病情复发和恶化。

　　◆ 冠心病患者在生活中要有人

陪同，并带有病情摘要、近期心电图和一般急救药，以便出现意外时能及时抢救。应避免过度疲劳。外出时随身携带急救药物，必要时就医，切勿拖延。

◆ 冠心病患者清晨起居的正确方法：睡醒后不要急于起身，仰卧几分钟，同时用左手在胸前做自我按摩，轻轻活动肢体，稍微舒适后再起身。先慢慢坐起，停一会儿，再缓缓下床，从容不迫地穿衣，逐渐适应日常活动，不要过急，避免血压和心率的较大波动。有人主张"3个半分钟"和"3个半小时"：早上醒来在床上睁眼躺半分钟，然后起来坐半分钟，再双腿垂在床沿半分钟；早上起来活动半小时，中午午睡半小时，晚上步行半小时。

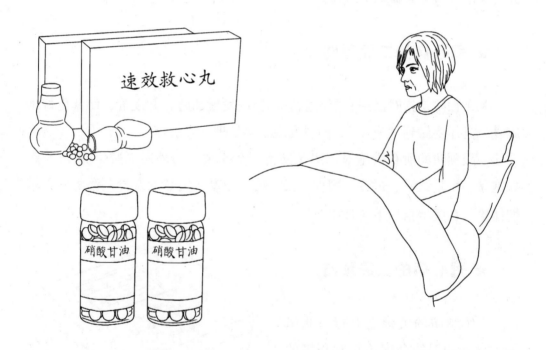

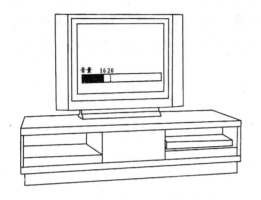

◆ 冠心病患者看电视时切忌看惊险片、激烈的体育比赛等节目。看电视不宜太久，应少于 2 小时，音量不宜太大，不要过于投入，过段时间应该稍微活动一下，闭目养神一会儿，要尽量放松，以欣赏和消遣的态度对待电视节目。

◆ 避免高胆固醇饮食。蟹黄、动物内脏、鱼子都是富含胆固醇的食物，少吃或不吃有益于冠心病患者的健康。

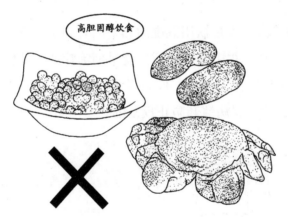

◆ 冠心病患者宜吃富含优质蛋白质的食物。一般地讲，动物性优质蛋白质食物，可选用鱼类、瘦肉、兔肉、奶类等；而植物性优质蛋白质食物，主要可选用豆类产品，如豆浆、豆腐脑、豆腐干、豆腐皮、腐竹、黄豆芽等。宜多吃植物油（如花生油、大豆油、菜籽油、芝麻油等），

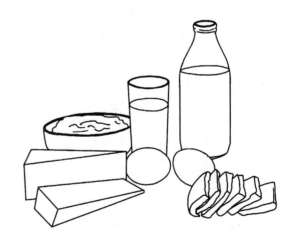

多吃谷物油如小麦胚芽油、玉米胚油、米糠油等，宜多吃橄榄油；与此同时少吃动物油等。宜多吃新鲜海鱼，海鱼不饱和脂肪酸多、蛋白质丰富、肉质细软，营养丰富。

餐次	食　谱
早餐	豆浆 200ml、蒸饼 50g、煮熟黄豆 50g
午餐	馒头 100g、稀饭 50g、猪瘦肉 25g、炒青椒 100g、炒豆角 100g
晚餐	米饭 150g、小白菜 100g、豆腐 50g、粉条 10g、鲤鱼 20g、糖醋土豆丝 100g。全天烹调用油 12g

◆ 饮酒不可过量，少量饮用低度酒和果酒有利于健康，忌饮烈酒。

◆ 坚持长期治疗。很多人不愿意接受早期治疗或不能坚持治疗的重要原因是担心药物的不良反应。但是，像高血压、糖尿病、冠心病等都是需要长期坚持治疗才能有效控制病情和防止反复的。

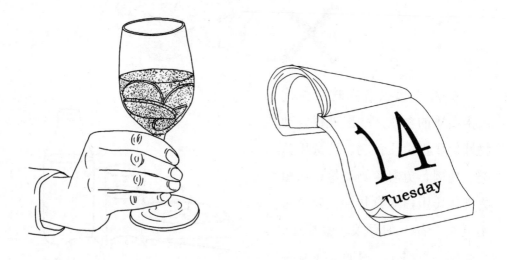

◆ 建议适当饮茶。患者饮茶注意事项：茶能降低胆固醇浓度，增强血管弹性，因而是防治冠心病的极佳饮料，但是要注意以下几点：

①切忌饮浓茶，浓茶可以使血管收缩；不宜在睡前饮茶。②茶品要根据患者感受及对病情的影响进行选择。③切忌喝冷茶和咖啡。

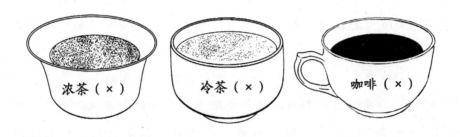

◆ 生活规律，适当锻炼，保持乐观的心情。

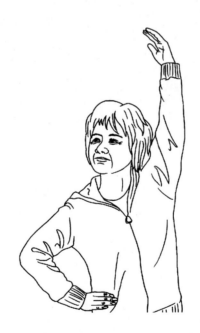

温馨提示：中年人要注意调整自己的情绪

医学研究表明，在那些被消极情绪笼罩的人体内，可发现较高的炎症蛋白含量，若这种炎症状况连续地波及整个心脏系统，则对引发冠心病就会有重要影响。另外，人的心跳速率能够根据外界的变化呈有规律的波动，而那些有消极情绪的人会使心脏的这种有规律的变化减少，从而使心脏系统产生压力。

一般来说，46~55岁是人一生中较为特殊的年龄段，处在这个年龄的人，精神负担和经济负担都很重，再加上健康长期处于"透支"的状态，如果还消极，极易引起心血管系统疾病，特别是冠心病。

为此，心脑血管专家提醒人们应积极调节自己的情绪，特别是那些长期有消极情绪的中年人，更应学会调节情绪。

心律失常

心律失常指心脏跳动的频率、节律、起源部位、传导速度或激动次序的异常。正常心律起源于窦房结，成年人的频率是 60~100 次/分，比较规则。

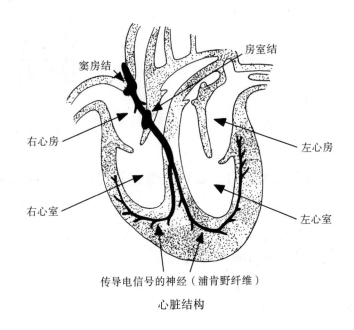

心脏结构

★ 心脏有规律跳动的原因

借着从窦房结与房室结处产生的电信号，心脏24小时全年无休的持续跳动，其动力就如图所示。

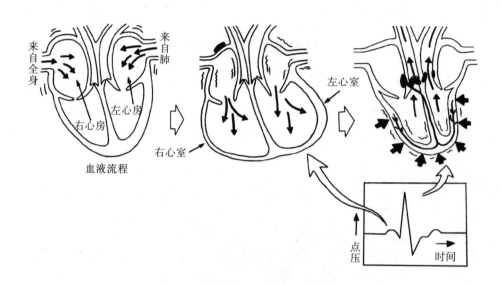

来自全身

来自肺

左心房

右心房

左心室

右心室

血液流程

点压

时间

★ 清楚了心脏如何跳动，我们来看看常见的心律失常都有哪些

◆ 窦性心动过速

发作期间每分钟心跳 100～140 次，一般不超过 150 次。大多数不是心脏病引起的，而是交感神经兴奋的一种表现，一般不需要特殊治疗。

◆ 窦性心动过缓

发作期间每分钟心跳低于 60 次。同上，大多不是由心脏病产生的，而是迷走神经兴奋的一种表现，一般也不需要特殊处理。

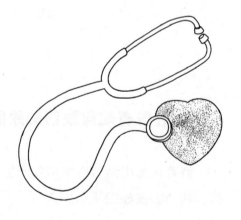

◆ 心房颤动

心房失去规则的收缩出现乱颤，致使心跳的快慢强弱完全不规则，心率在每分钟 100 次以上。脉搏也有快慢强弱不等，而且次数常比心跳少。据统计，60 岁以上的人群中，房颤发生率为 1%，并随年龄增加而增加。对于发生时间长或不能恢复正常律动的心房颤动需要就医治疗。

◆ 室性期前收缩

这是一种最常见的心律失常，正常人和心脏病患者均可发生。正常人发生此种情况的机会随年龄增加而增加。室性期前收缩经常没有与之直接相关的症状，但可导致严重后果却不容忽视。

◆ 心室颤动

是指心室发生无序的激动，致使心室不能规律有序的搏动和舒缩，无法正常有效地输送血液，为功能性的心脏停跳，是一种致死性心律失常。

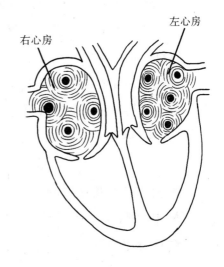

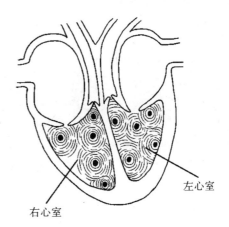

★ 心律失常的原因

◆ 各种器质性心脏病，其中以冠状动脉粥样硬化性心脏病、心肌病、心肌炎和风湿性心脏病为多见，尤其在发生心力衰竭或急性心肌梗死时。

温馨提示：什么是器质性疾病？

　　所谓器质性的疾病，就是说这个病是客观存在的，已经产生明确的组织或器官的损害。所以，在我们主观感受以外，必须有客观的病变证据才称得上是器质性疾病。平时自己觉得胸闷、心慌、头晕，但是检查完全没问题的，这些不算器质性心脏病。

◆ 自主神经功能失调

◆ 电解质紊乱

◆ 内分泌失调

◆ 药物作用

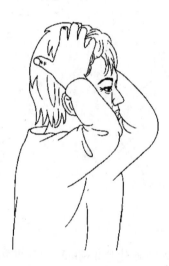

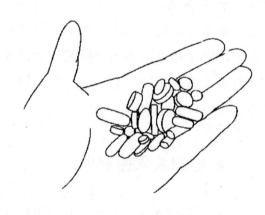

◆ 麻醉、低温、胸腔或心脏手术

◆ 中枢神经系统疾病

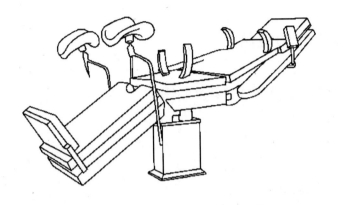

◆ 精神不安

◆ 烟、酒过量等等

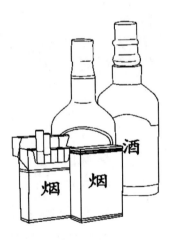

自查

★ 心律失常的症状

◆ 心悸：短阵、阵发或持续性心悸
◆ 心脏停跳感
◆ 黑蒙
◆ 昏厥

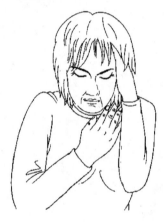
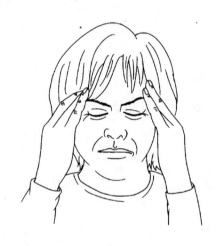

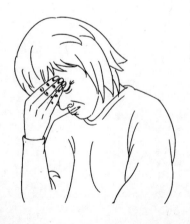

◆ 胸部不适
◆ 气短
◆ 心前区压痛等

心率越快、持续时间越长又伴有心脏病，症状会越明显。心率很慢（白天 30～40 次/分），时间长也会有症状。心脏停跳 6 秒就会晕倒，10 秒就会抽搐、尿便失禁。

★ 心律失常的自检方法

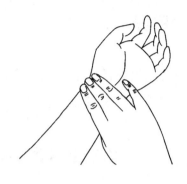

我们也可以通过自己数脉搏及自摸心跳的方式自查是否有心律失常的症状，如早搏（期前收缩）可能数脉搏会发现漏跳，房颤者会发现脉搏极不规律、跳得乱，阵发性心动过速会发现每分钟心跳 120~250 次，缓慢性心律失常会发现心跳次数少，可能会低于每分钟 50 次等。

需要注意的是，自检法虽然有用，但不能对心律失常做出明确诊断，还是应到医院做进一步检查。

自防

★ 虽然完全预防心律失常的发生是很困难的，但是我们可以采取适当措施，减少心律失常的发生。

◆ 预防诱发因素

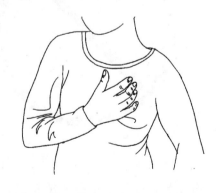

在上文中我们列出了一些心律失常的诱发因素，所以为了避免心律失常的发生，我们应该积极预防这些诱发因素。

◆ 治疗已有疾病，合理用药。

◆ 定期检查身体。

自养

良好的生活习惯一直都是好身体的前提条件，我们来看看日常生活中心律失常患者需要注意些什么呢？

★ 饮食上需要注意

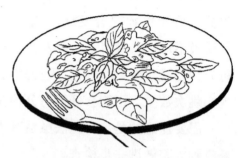

◆ 限制热量：应限制热量的摄入，不要过度饮食，以减少食物的总热能。

◆ 限制蛋白质：应限制蛋白质的摄入，特别是合并高血压和心力衰竭时，更要严格控制食物中的蛋白质。

◆ 限制脂肪：应减少胆固醇摄入，少吃高脂肪食物，多吃含不饱和脂肪酸的食物。

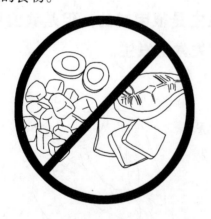
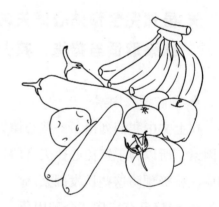

◆ 限制盐和水：应限制水和盐的供给，特别是发生水肿的患者，更应严格控制，以免过多摄入给自己带来危险。

◆ 多食果蔬：应补充足量的维生素，多吃新鲜蔬菜和水果，以维持心肌的营养平衡和脂类代谢。

◆ 不摄入刺激性食物：心律失常患者不宜摄入刺激性饮料和食物，如浓茶、酒、咖啡、辣椒、葱、姜、蒜等。

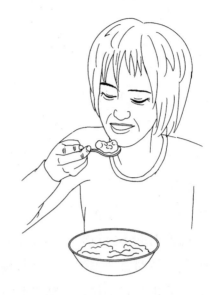

◆ 养成用餐好习惯：心律失常患者应少食多餐，养成良好的用餐习惯，不可暴饮暴食，以免使心脏负担加重，从而诱发或加重心律失常。

★ 健康的生活习惯会给我们带来健康的身体

◆ 养成按时作息的习惯，保证充足睡眠

（1）心律失常患者睡前不要服用含兴奋剂的药物或喝刺激性饮料。特别是快速性心律失常或曾经有过快速性心律失常的患者，睡前更不应喝浓茶或咖啡。患者睡前不宜看有刺激性内容的书刊或影视，要养成早睡习惯。

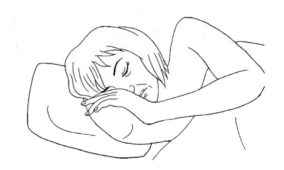

（2）心律失常患者应采取右侧卧位睡姿，身体自然屈曲，这种姿势利于血液回流，可减少心脏负担。如果有心悸、心功能不全或呼吸困难，不能平卧者，应采用半卧位睡姿。

（3）患者应将所需药品放在容易拿取的地方，以备急用。有严重心律失常或伴有心功能不全的患者，还应准备氧气应急。因为睡眠时心跳减慢，所以有窦性停搏、严重窦性心动过缓、窦房阻滞的患者，最好安装起搏器，以

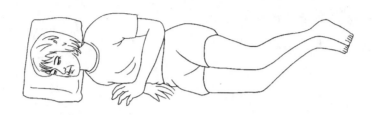

防发生意外。

◆ 适量运动，量力而行。

◆ 洗澡时间不宜过长，温度不宜过高。

◆ 养成按时排便习惯，保持排便通畅。

◆ 不从事紧张工作，不从事驾驶工作。

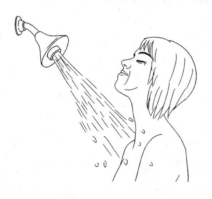

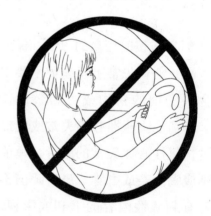

心 肌 梗 死

心肌梗死就是心肌缺血性坏死。

★ 心肌梗死是如何发生的

如果供给心脏营养物质和氧的冠状动脉形成粉瘤（胆固醇或脂肪等的积存物）会使得血管狭窄，导致血液流通不畅。如果狭窄的血管又被血栓这种凝固的血液阻塞，就完全阻断了血液循环，这时因为无法经由血管得到营养

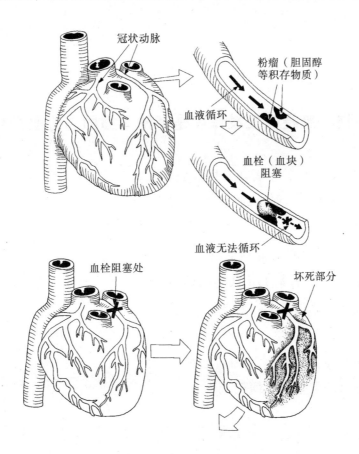

冠状动脉

粉瘤（胆固醇等积存物质）

血液循环

血栓（血块）阻塞

血液无法循环

血栓阻塞处

坏死部分

和氧气，则心脏的肌肉细胞就会坏死。

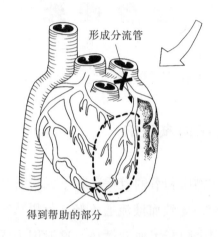

形成分流管

得到帮助的部分

自查

★ 急性心肌梗死在发作前是有迹可循的，心肌梗死的先兆

◆ 50%～81.2%的患者在发病前数日有乏力、胸部不适，活动时心悸、气急、烦躁。

◆ 出现新发生心绞痛或者原有心绞痛加重，或心绞痛发作较以往更频繁、更剧烈、持续较久，硝酸甘油疗效差，诱发因素不明显。

如果此时能及时就诊，住院处理，可以最大限度地避免发生心肌梗死。

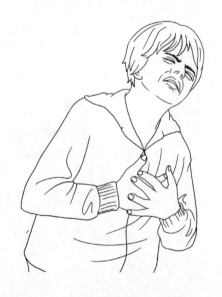

★ 心肌梗死发生时的症状

◆ 疼痛：是最先出现的症状，多发生于清晨，疼痛部位和性质与心绞痛相同，但诱因多不明显，且常发生于安静时，程度较重，持续时间较长，可达数小时或更长，休息和含服硝酸甘油多不能缓解。会有"烦死了"、自己"要死了"的感觉。少数患者无疼痛，一开始即表现为休克或急性心力衰竭。

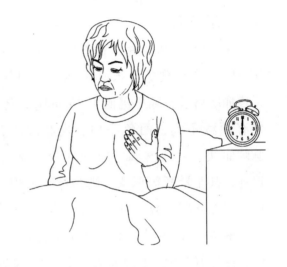

还有部分患者疼痛位于上腹部，会被误认为胃穿孔、急性胰腺炎等急腹症；部分患者疼痛放射至下颌、颈部、背部上方，被误认为骨关节痛，所以有心脏病史的人一定要对疼痛格外注意。

◆ 全身症状：有出汗发热、心动过速、白细胞增多和红细胞沉降率加快等（医院化验可知），一般在疼痛发生后 24~48 小时，疼痛的程度随着梗死范围的增大而增强，体温一般在 38℃ 左右，很少超过 39℃，持续约 1 周。

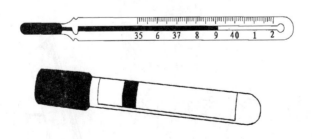

◆ 胃肠道症状：疼痛剧烈时常伴有频繁的恶心、呕吐和上腹胀痛。肠胀气也是常见现象。重症者可发生呃逆。

◆ 心律失常：75%～95%的患者会发生心律失常现象，多发生在起病后1～2天，而以24小时内最多见，可伴乏力、头晕、晕厥等症状。

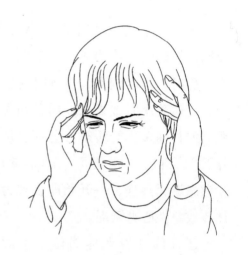

◆ 低血压和休克：在疼痛期中，血压下降是常见现象，未必是休克。但如果疼痛缓解且收缩压仍低于80mmHg，还伴有烦躁不安、面色苍白、皮肤湿冷、脉细而快、大汗淋漓、尿量减少、神志迟钝，甚至晕厥等现象，则为休克表现。休克多在起病后数小时至1周发生。

◆ 心力衰竭：主要是急性左心衰，可在起病后最初几天内发生。当疼痛、休克好转后，也不能掉以轻心，因为这个阶段也易出现心力衰竭现象，这是梗死后心脏收缩力显著减弱或心室壁运动不协调所致，发生率为32%～48%。出现呼吸困难、咳嗽、发绀、烦躁等症状，严重者可发生肺水肿，随后可发生颈静脉怒张、肝大、水肿等右心衰表现。

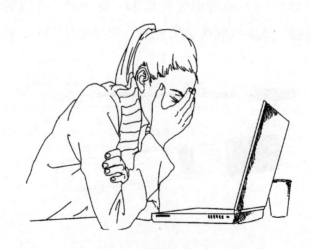

如果发生以上情况，又有心脏病史的人，一定要注意及时就诊，以防耽误病情。

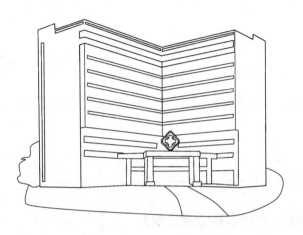

自防

★ 预防心肌梗死需要注意

近年来，心肌梗死的发生已经越来越年轻化。中青年人对于心肌梗死这种疾病没有防范意识，也不了解。同时中青年人可能没有心脑血管病史，即使发生了上述中的一些症状，也不会联想到心梗，从而耽误了宝贵的抢救时间。从儿童期开始，一些脂类废物等就会附着在血管内膜上，随着年龄增加，逐渐形成斑块，当这些斑块破裂，里面的内容物流出，就极易引

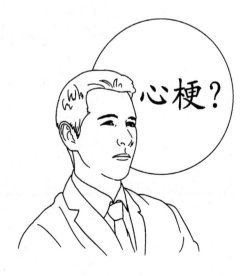

起血栓。对于年轻人来说，这些斑块外膜薄、脂核大，且稳定性差，容易破裂。这是导致年轻人心源性休克和猝死的主要原因。

所以年轻人为了预防心肌梗死一定要注意，健康的生活习惯是远离心梗的前提条件。

◆ 少吸烟或戒烟：吸烟会促使动脉硬化，增加患心梗的危险。另一方面，吸烟会引起冠状动脉收缩甚至痉挛，导致血管闭塞，发生心梗。

◆ 忌暴饮暴食：食管和胃离心脏近，过多饮食会导致心脏血管急剧收缩，发生痉挛。

温馨提示：为什么要合理饮食？

热量：饮食中的热量过多，会增加体重并缩短寿命。饮食不当会增加得冠心病的危险性。近年来，随着人民生活水准日益提高，进食热量增加和食用脂肪含量增多，也导致冠心病发病率节节攀升。

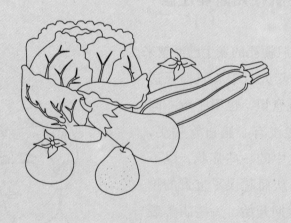

在多数情况下，血液中的胆固醇含量同摄入的食物有关。常食用动物脂肪，血中的胆固醇含量就相应增多，而水果和蔬菜中是不含胆固醇的。血中胆固醇含量高或达到"临界线"的人，得心肌梗死的危险性是胆固醇含量正常人群的2~4倍。低脂肪饮食的目的就是预防心肌梗死的发生或防止复发。不是所有食用脂肪都能使血液中胆固醇含量增多，有少数食用脂肪不会增加血中胆固醇的含量，有些甚至还能使血中胆固醇水平降低。有些人遇到焦虑、紧张、感到不安全时，会像借酒消愁那样猛吃东西来解烦，这样吃东西也是不好的。

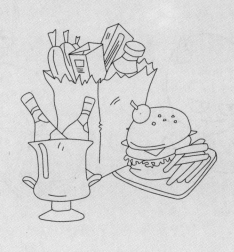

◆ 忌过度劳累：没有规律的生活和过度劳累易导致冠状动脉痉挛。

◆ 忌压力过大：过度压力引起的紧张会使肾上腺素大量分泌，导致血管收缩、心跳加快、血压上升、交感神经兴奋，这很容易引起心梗发作。

而对于有心脏病史的患者来说，还该注意以下几点，全面综合考虑。

◆ 有心脏病史的患者要注意咨询医生，定期服药，预防动脉粥样硬化和冠心病。

◆ 积极治疗已有疾病。

◆ 随身携带抗心绞痛药剂。

◆ 预防心律失常，减轻心脏负担。

◆ 控制好血压、血脂水平。

◆ 治疗糖尿病：糖尿病性心肌梗死患者约一半是无痛性的，所以应格外注意心梗的其他症状。

◆ 自己也应主动了解掌握一些心肌梗死相关知识，避免延误就诊。

◆ 家人应了解掌握一些急救措施，一旦发病，可为医生急救争取时间。

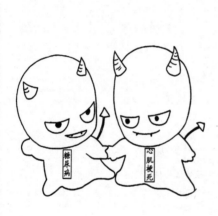
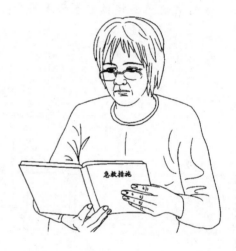

自养

★ 发生过心肌梗死的患者，在日常生活中要注意以下几点

◆ 定期复查治疗，时时监测控制。

◆ 绝对不搬抬过重的物品。搬抬重物时必然要弯腰屏气，其生理效应与用力屏气排便类似，尤其对老年人来说，是诱发心肌梗死的常见原因。

◆ 放松精神，愉快生活，保持心境平和，对任何事情要能泰然处之。

◆ 适当的体育锻炼。一般来说，要达到锻炼的目的，每周至少要有三次认真的体育锻炼，每次不少于 20 分钟，但也不宜超过 50 分钟。开始时要先活动一下身体，如举臂、伸腿等。

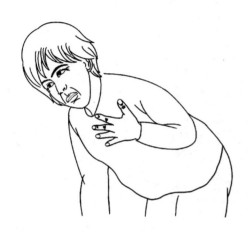
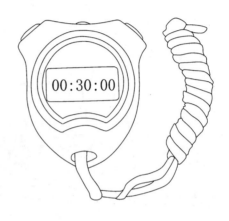

锻炼结束时要做一些放松活动，不应立即停止活动，更不应锻炼后马上上床休息，否则容易引起头晕，对心脏不利。在参加体育锻炼之前，应该先测定体力耐受程度。运动量一般可视年龄和健康状况而定。

如果是心、肺功能都正常的人，可以根据锻炼后的最高心率限度来定。具体计算方法是，用 220 减去年龄数，再乘以 0.75。例如患者今年 60 岁，那么（220－60）×0.75＝120 次，如果超过 120 次，则会对身体产生不良影响。

◆ 不要在饱餐或饥饿的情况下洗澡，且洗澡时间不宜过久，冠心病较严重的患者

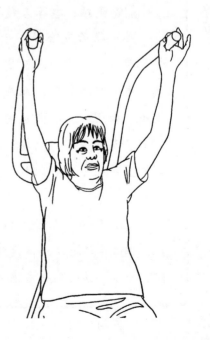

应在他人帮助下进行洗澡。

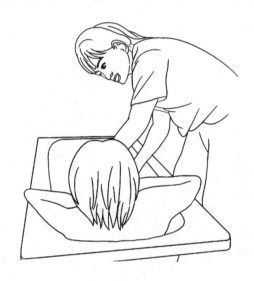

温馨提示：老年人及心脏病人在洗澡时为什么要格外注意呢？

热水澡的危险性在于洗澡时突然接触很热的水，微血管会反射性地收缩，导致血压升高，片刻后血管又会扩张，血压也随之降下来。当水温过高时，血压升降的幅度就会很大。年轻而且健康的人没有什么问题，但是患有高血压的人或老年人，就有发生脑卒中或心肌梗死的危险。此外，用热水洗澡，很快就能感觉身体发烫，所以洗澡时间一般都比较短，其实只是身体表面暖和了，这样很容易感冒。

温水澡好处在于，如果在温水中浸泡10分钟左右，血压也会变低，但心率不会增加。这样既能够充分温暖身体，促进全身的血液循环，又不会给心脏带来很大的负担。一般以38~39℃的水温为宜。

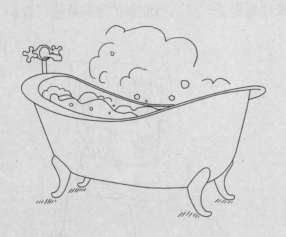

　　为何不能长时间泡澡？长时间泡澡会使血压降得过低，容易发困，因此有时会溺水，这一点老年人一定要注意。年轻而且健康的人溺水时能敏感地觉察到，但是老年人的反应比较迟钝，经常有泡澡时溺水而死的事情发生。

　　所以对于老年人及心脏病人来说，在洗澡时要格外注意控制洗澡时间以及水的温度。理想的沐浴方法是在温水中浸泡10分钟左右。

　　◆ 要注意气候变化。在严寒或强冷空气的影响下，冠状动脉可发生痉挛并继发血栓而引起急性心肌梗死。这是因为，经寒冷刺激，人体末梢血管处于收缩状态，导致血压升高。气候急剧变化、气压低时，冠心病患者会感到明显有不适。国内资料表明，低温、大风、阴雨均是急性心肌梗死的诱因之一。据测定，高血压病患者的血压在深秋可能会增高约20mmHg，可反射性地引起冠状动脉痉挛、心肌缺血缺氧。同时，由于气温变化，人们的抵抗力下降，尤其是中老年人，易发生上呼吸道感染、支气管炎、肺炎或使原有的慢性支气管炎等疾病的病情加重，进而诱发心肌梗死。所以每遇气候恶劣时，冠心病患者要注意保暖，或适当加服扩冠药物进行保护。

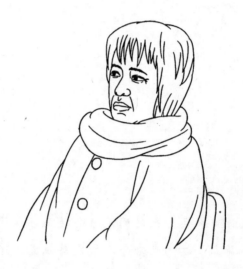

◆ 懂得和识别心肌梗死的先兆症状并给予及时处理。

感染性心内膜炎

感染性心内膜炎是指心脏内膜及大动脉内膜由于致病微生物如细菌、真菌、病毒等侵入引起的炎症性病变；此外，非感染性心内膜炎则是因为急性风湿等引起，称为风湿性心内膜炎。

要了解心内膜炎，首先要知道心内膜在什么位置，我们来一同看下。

★ 心内膜在心脏中的位置

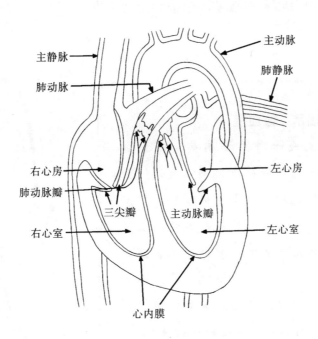

心脏有右心房右心室，左心房左心室共四个房间，覆盖心房和心室的膜称为心内膜。

★ 感染性心内膜炎的形成过程

　　引起感染性心内膜炎的罪魁祸首主要是链球菌和葡萄球菌。这些细菌十分常见，即使在健康人的口腔中也普遍存在。当遇到以下情况时

◆ 心脏病

◆ 拔牙

◆ 摘除扁桃体等

　　这些细菌就会使心内膜发炎，在瓣膜上制造病灶，并且可能会随着血液循环散播到全身引发败血症。

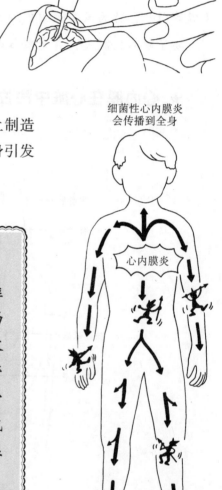

细菌性心内膜炎会传播到全身

心内膜炎

> **温馨提示：败血症**
>
> 　　败血症是一种严重疾病。败血症时，免疫系统对细菌感染剧烈反应。为抗感染而释放到血液中的化学物质引发了广泛的炎症。败血症引起血栓和血管渗漏，这使血流变慢，造成身体各器官缺乏营养和氧气。严重情况下，某个或者多个器官衰竭。最糟糕的情况下，血压降低、心跳减弱，造成败血性休克。
>
> 　　任何人都可能得败血症，但是有一些人群风险更大一些：

免疫系统差的人

婴儿和儿童

高龄人群

患有慢性病的人，如糖尿病、艾滋病、癌症以及肝肾疾病等

严重烧伤或外伤患者

败血症的常见症状包括发热、畏寒、呼吸急促、心跳过速、皮疹、谵妄及定向障碍等。医生一般根据血白细胞计数升高来鉴别是否存在败血症，同时还需做血病原菌培养等实验室检查以确诊。败血症患者通常要在重症监护室（ICU）治疗。医生尝试用各种药物控制感染、维持重要脏器功能、防止血压降低，绝大多数患者需要吸氧和输液，其他如呼吸机和肾透析等治疗手段也常需使用，很多时候还需要手术清除原发感染病灶。

★ 此外，不同类型的感染性心内膜炎的成因也不尽相同。

◆ 急性型

大多发生于正常的心脏，但是如果在原有心脏病的基础上，则更易感染。急性型感染性心内膜炎的病原菌多为毒力较大的化脓性细菌，如金黄色葡萄球菌，因此病程急且短，需要及时治疗。在受累的心内膜上，尤其是真菌性的感染，可附着大而脆的赘生物，脱落的带菌栓子可引起多发性栓塞和转移性脓肿，包括心肌脓肿、脑脓肿和化脓性脑膜炎。

◆ 亚急性型

亚急性型感染性心内膜炎，多是因为风湿性和先天性心脏病，大多是由草绿色链球菌引起。

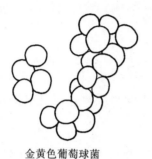
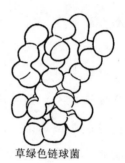

金黄色葡萄球菌　　　　　　　　草绿色链球菌

自查

根据病程、有无全身中毒症状，常将感染性心内膜炎分为急性和亚急性两种，其症状表现也各不相同。

★ 急性感染性心内膜炎

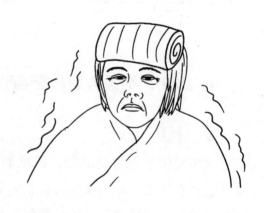

◆ 发病突然、急骤，危险性大，患者常可因心力衰竭而死亡。

◆ 患者伴有高热、寒战等症状。

◆ 多数患者的皮肤会出现多形淤斑和紫癜样出血性损害，少数患者可有脾大。

★ 亚急性感染性心内膜炎

◆ 70%～90% 的患者有进行性贫血，严重的时候甚至可以成为最突出的症状，比如全身乏力、软弱和气急等。

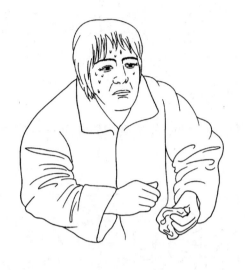

◆ 患者体温多在 37.5℃~39℃ 之间，也可高达 40℃ 以上，并伴有畏寒、出汗。但也有 3%~15% 患者体温正常或低于正常，一般多见于老年人。

◆ 多数患者病程长，发病缓慢，可有全身不适、疲倦、低热及体重减轻等表现。

◆ 病程较长的患者，多有全身疼痛的现象。发病时，以低位背痛、关节痛、肌肉疼痛最为常见。

◆ 眼结膜、口腔内、指甲下面出现小血点，手指脚趾末节掌面出现结节并伴有压痛，手指指尖呈杵状。

心脏病患者如果发热四五天都没有退热，有可能是感染性心内膜炎，应该及时找医生就诊。

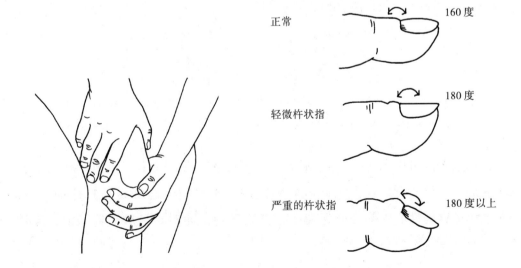

正常	160度
轻微杵状指	180度
严重的杵状指	180度以上

自防

★ 由于发病率低，临床随机试验少，防治建议多是基于专家的意见。

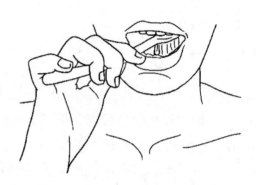

◆ 普通人群和风湿性心脏瓣膜病或先天性心脏病患者均需注意口腔卫生，及时处理各种感染病灶

◆ 治疗先天性心脏病

◆ 足够热量供给

◆ 贫血严重的需要输血

◆ 适当的抗生素

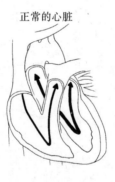

正常的心脏   先天性心脏病的心脏

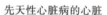
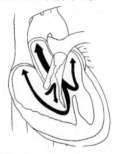

高危人群可以采用抗生素预防，应与医生交流，采用适当剂量和时间的抗生素。高危人群如：人工心脏瓣膜或用人工材料行心脏瓣膜修补的患者、既往曾患感染性心内膜炎或先天性心脏病患者；而对于一般人群来说，滥用抗生素会导致细菌耐药性的增加。

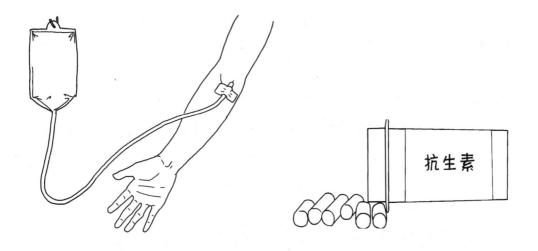

抗生素

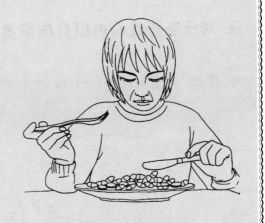

温馨提示：滥用抗生素的危害？

　　目前，滥用抗生素的现象十分普遍，每当生病的时候，总是想着用点"消炎药"才放心。其实这样是不对的。抗生素使用不当不仅会造成经济上的浪费，还会使有些细菌产生抗药性。而考虑到抗生素的不良反应，就更不该随意滥用。比如，头孢类、青霉素类的过敏反应；链霉素、庆大霉素对耳、肾的毒性；红霉素类对肝脏的毒性等。随意服用抗生素，可能会造成配伍不合理，降低疗效，甚至出现副作用。另外对于一些病毒感染，抗生素是无效的。比如我们常说的感冒，就是由病毒引起的，不需要服用甚至注射抗生素治疗。

自养

★ **感染性心内膜炎的康复过程，主要与以下几个方面因素有关：**

◆ 治疗早晚。

◆ 细菌毒力大小：草绿色链球菌感染预后最好，真菌性最差。

◆ 原来心脏病的性质：无基础心脏病以及先天性心脏病预后较好，风湿性心脏病次之。

◆ 并发症的轻重。

★ **对于感染性心内膜炎的患者来说，应该注意**

◆ 戒烟，注意保暖，积极预防上呼吸道感染。

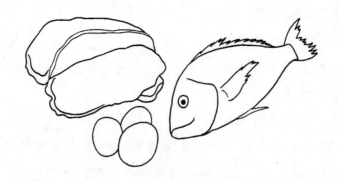

◆ 应给予患者高蛋白、高热量饮食，如鸡蛋、瘦肉、鱼等，严格控制每天摄入的食盐量，盐量过高会引起钠水潴留。

★ 因为感染性心内膜炎是一种感染性疾病，所以和其他感染性疾病一样，需要进行抗感染治疗。这就需要患者在治疗期间一定要遵医嘱，定时定量服药，彻底治愈才能防止复发。

★ 如果需要手术治疗去除细菌感染产生的赘生物，或者手术置换瓣膜，那么在治疗及预后需要注意：

◆ 住院治疗期间，应遵医嘱，积极配合，保持情绪乐观。

◆ 术后应注意卧床休息，不要劳累。

◆ 饮食均衡等。

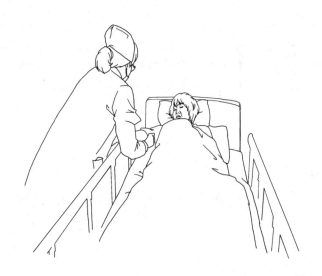

心脏瓣膜病

★ 心脏与血液循环的关系

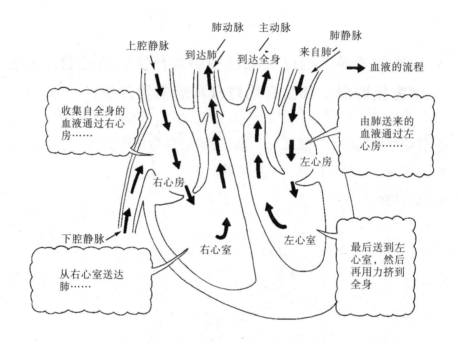

肺动脉　主动脉

上腔静脉　到达肺　到达全身　来自肺　肺静脉

→ 血液的流程

收集自全身的血液通过右心房……

由肺送来的血液通过左心房……

左心房

右心房

下腔静脉

右心室　左心室

从右心室送达肺……

最后送到左心室，然后再用力挤到全身

★ 在心脏的血液循环中，为了防止血液逆流，瓣结构是必不可少的。我们来看一下心脏瓣膜的结构和作用

★ 什么是心脏瓣膜病

我们已经知道了心脏瓣膜的重要作用，如果它产生病变致使功能不全，就会产生一系列病症，称为心脏瓣膜病。

★ 形成心·脏瓣膜病的原因

◆ 如果瓣出现肥厚现象，就会无法完全紧闭，导致关闭不全症。

◆ 如果有瓣的地方狭窄，血液很难流通，就会产生狭窄症。

◆ 这两种症状有时单独存在，有时同时存在。总之由于瓣膜功能不全而导致血液循环不畅，就会出现各种心脏功能失常症状。

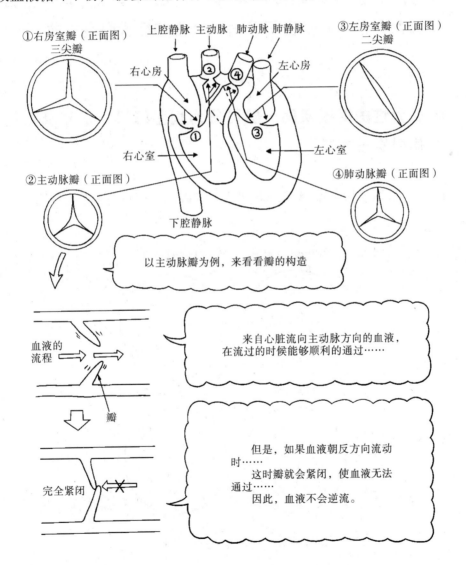

①右房室瓣（正面图）
三尖瓣

上腔静脉 主动脉 肺动脉 肺静脉

③左房室瓣（正面图）
二尖瓣

右心房

左心房

②主动脉瓣（正面图）

右心室

左心室

下腔静脉

④肺动脉瓣（正面图）

以主动脉瓣为例，来看看瓣的构造

血液的流程

瓣

来自心脏流向主动脉方向的血液，在流过的时候能够顺利的通过……

完全紧闭

但是，如果血液朝反方向流动时……
这时瓣就会紧闭，使血液无法通过……
因此，血液不会逆流。

★ 先天性的心脏瓣膜疾病是指患者出生时已出现心瓣膜病，多数无明显病因，如有的患者主动脉瓣只有两叶，少了一叶，使主动脉瓣只能张开一点，影响血液流通。

★ 心脏瓣膜病多发生于 30 岁左右的青年人，其中三分之二为女性，其病因可分为先天性和后天性两大类。

★ 后天性的瓣膜疾病一般可分为细菌感染、退化及其他疾病引发三大类。

◆ 细菌感染是指细菌通过血液到达心脏内部，侵蚀心瓣，使心瓣受损。

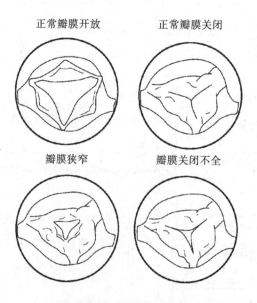

正常瓣膜开闭及病变瓣膜开闭示意图

◆ 退化的现象主要出现在老年人身上，尤以主动脉瓣最常见。

◆ 其他疾病主要是指风湿性心脏病，简称风心病。它的发展过程是这样的：风湿热→风湿性心脏瓣膜病→风湿性心脏病。

自查

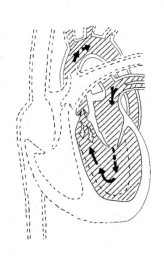

★ 常见心脏瓣膜病成因及症状

◆ 主动脉瓣狭窄

主动脉瓣狭窄的成因？

主动脉瓣位于主动脉和左心室之间，当它变得非正常狭窄时，就叫做主动脉瓣狭窄病。主动脉瓣变窄，心脏泵入人体的血量就会减少。而为了使更多的血液挤过主动脉瓣，供给身体代谢需要的血液，左心室就会代偿性增厚，来"加大马力"地泵血。同时这种变厚、工作量增大的心肌，也需要更多的血液来供应它工作时所需要的氧与养分。

主动脉瓣狭窄有哪些症状？

主动脉瓣狭窄的症状主要表现为心绞痛、晕厥和心力衰竭三联症，有15%～20%的患者发生猝死。

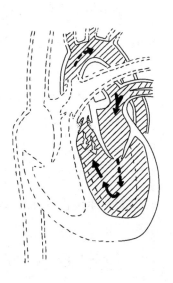

（1）心绞痛，约60%的患者出现。常在活动后出现，休息或舌下含服硝酸甘油可缓解。

（2）黑蒙或晕厥可为首发症状，约在1/3的患者中出现。多发生于直立、运动中或运动后，少数在休息时发生。

（3）左心衰竭表现为劳力性呼吸困难、阵发性夜间呼吸困难、端坐呼吸和急性肺水肿等，劳力性呼吸困难可见于90%有症状的患者。

（4）其他：胃肠道出血，见于严重主动脉瓣狭窄者，原因不明，部分可能是由于血管发育不良、血管畸形所致，较常见于老年主动脉瓣钙化。

（5）血栓栓塞，多见于老年钙化性主动脉瓣狭窄患者。栓塞可能发生在脑血管、视网膜动脉、冠状动脉和肾动脉。

◆ 主动脉瓣关闭不全

主动脉瓣关闭不全的成因？

心室收缩将血液排入动脉。左心室将血泵入人身体里经过的动脉就是主动脉，主动脉瓣位于主动脉与左心室之间，主动脉瓣关闭不全就是主动脉瓣无法完全关闭，也叫主动脉回流。如果主动脉瓣无法完全关闭，血液会流回左心室里去。而有严重的主动脉瓣关闭不全病会使左心室扩大，室壁变厚，这是因为左心室必须更加用力将血液泵到身体里去的一种反应。有时候主动脉瓣由于受到感染性心内膜炎的破坏，还会发生部分破裂现象。导致这种疾病的最可能原因就是风湿热。梅毒也能使主动脉瓣受到损害，但只占大约1%的比例。

患有主动脉瓣关闭不全的人，经常会在好多年内没有任何症状，但如果瓣膜破裂，症状会迅速出现。主要的症状是呼吸困难，还会出现心绞痛及充血性心力衰竭的所有症状。治疗不及时的话，最后会导致心力衰竭。

主动脉瓣关闭不全的患者有哪些症状？

（1）慢性病变：轻、中度慢性主动脉瓣关闭不全的患者，可多年无症状，一旦心功能失代偿，发生充血性心力衰竭，则病情迅速恶化，若不治疗常于2~3年内死亡。主要症状有：

①心悸是慢性主动脉瓣关闭不全患者主要的早期症状，左侧卧位时更为明显。此外，患者全身各部位大动脉可有强烈的搏动，尤以头颈部为甚。

②左心衰竭症状，以呼吸困难最常见，早期为劳力性呼吸困难，随后可

突然发生夜间阵发性呼吸困难、端坐呼吸、咳粉红色泡沫痰等。部分患者以急性夜间阵发性呼吸困难为首发症状。

③胸痛，见于严重慢性主动脉瓣关闭不全的患者，疼痛往往在休息时发生，持续时间长，含服硝酸甘油效果不佳。

④多汗。不少患者有夜间多汗，主要为上半身，机制未明，可能与自主神经功能紊乱有关。

（2）急性主动脉瓣关闭不全主要表现为左心功能不全，患者短期内出现严重的呼吸困难，不能平卧，伴有心悸、咳嗽，甚至咳粉红色泡沫痰。重度患者多有胸痛。

◆ 二尖瓣狭窄

二尖瓣狭窄的成因

二尖瓣位于左心房与左心室之间，如果它变得异常狭窄，这就是二尖瓣狭窄病。在这种情况下，为了使血液流过狭窄的开口处，心房会扩大，里面的压力会逐渐增高。在压力作用下，原本从肺中流出的血液又逆向经由肺静脉进入肺，使得肺充血。心脏为了使血液流过肺部的速度维持正常，右心室也必须更用力泵血，结果右心室也会扩大。

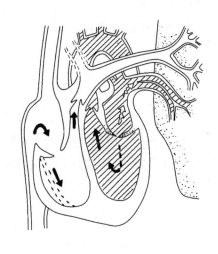

二尖瓣狭窄的症状

呼吸困难是二尖瓣狭窄的主要症状。肺部充血会导致呼吸困难，尤其是运动后会更明显，夜间或是在躺下来时也会发生呼吸困难的症状。

咳嗽、咯血。二尖瓣狭窄患者多于夜间或劳动后出现干咳，另外也有部分患者会出现咯血的症状。

心悸。心慌和心前区不适是常见的早期症状，多由并发心律失常所致。

胸痛。与心绞痛相类似的胸痛。

当二尖瓣狭窄发展到整个循环系统的压力升高时，就会感觉全身疲乏无力、脚踝部肿胀，以及显示右心衰的其他症状。如果发生这种情况，胸部症状通常会变得缓和一些，这是因为心力衰竭已将肺所承受的压力解除了。

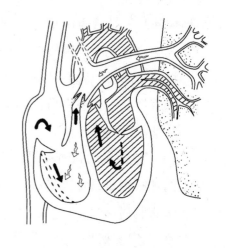

呼吸困难及全身衰弱无力能致残。但主要的危害是心房颤动，以及随之而来的心力衰竭或形成血栓，或血管堵塞等并发症。患二尖瓣狭窄的人几乎有一半会发展为心房颤动。

◆ 肺动脉瓣狭窄

肺动脉瓣狭窄的成因

当肺动脉瓣变狭窄，来自全身，准备送入肺进行去除二氧化碳、吸收氧气的血液就不能顺利的经由右心室通过肺动脉，因此右心室要克服阻力，才能把血液送到肺动脉里去。这时一方面使肺里的血量比正常少，另一方面使右心室因负荷增加而逐渐增大。肺动脉瓣膜疾病很少见，通常为先天畸形，也可由风湿热造成。

肺动脉瓣狭窄的症状

肺动脉瓣狭窄的症状与其他瓣膜疾病相似。一般在做例行身体检查时，才会发现肺动脉瓣狭窄的毛病。

◆ 此外，心脏瓣膜的疾病中还有一种，老年退行性心脏瓣膜病

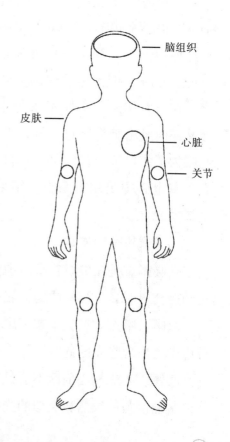

脑组织

皮肤

心脏

关节

老年退行性心脏瓣膜病是一组非风湿性的心脏瓣膜病，它是由纤维支架退行性变、钙化而造成的心瓣膜病，包括孤立性钙化性主动脉瓣狭窄、二尖瓣瓣环钙化、二尖瓣黏液样变性和二尖瓣脱垂。是一种与年龄增长相关的疾病。

★ 虽然心脏瓣膜病的症状与其他心脏类疾病没有什么差别，但也有一些不同，其症状总结起来主要有以下几点：

◆ 容易感到疲倦，干一点儿活就觉得累，体质非常差。

◆ 呼吸不顺畅，活动身体就会觉得"上不来气"，即气短。

◆ 有些会出现面部、手脚或其他部位肿胀。

◆ 有些甚至会出现腹部肿胀、食欲不振。

◆ 心跳无规则，有时会突然加快，如出现突然晕倒的情况，更要格外注意。

自防

在各种病因的心脏瓣膜病中，急性风湿热侵犯心脏后，主要累及心脏瓣膜，尤其是二尖瓣的病变。风湿热是一种全身结缔组织炎性病变，常见症状为发热并伴有多器官受累，主要侵犯心脏、关节，其次是脑组织和皮肤，如果预防和治疗不彻底，可形成风湿性心脏病。

★ 在各种病因的心脏瓣膜病中，由风湿性心脏病引起的是可以预防的，预防风湿性心脏病需要注意

◆ 防治链球菌感染，对猩红热、急性扁桃体炎、咽峡炎、中耳炎和淋巴结炎等急性链球菌感染，应予积极彻底治疗。

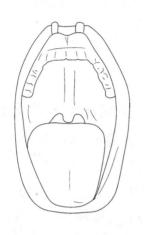

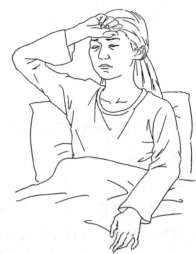

◆ 改善生活环境，注意卫生，加强锻炼，增强体质，提高健康水平，以增强抗病能力，减少风湿热的发生。

◆ 确诊风湿热后，应长期使用抗生素预防链球菌咽峡炎。

◆ 风湿热或风湿性心脏病患者，当拔牙或行其他手术时，术前、术后应用抗生素以预防感染性心内膜炎。

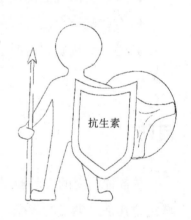

抗生素

自养

心脏瓣膜病严重时大多需要进行瓣膜切开甚至瓣膜置换手术。心脏瓣膜病手术后，需要注意调养。

在身体正常情况下，血液在心脏和血管里能够很顺畅地循环流动，但如果心脏或血管内皮出现破损或有异物（例如心脏换瓣手术使用的人工瓣膜）时，血液里的一些凝血成分就可能会黏附和聚集，形成血栓。我们常听到的"抗凝治疗"就是为了预防心脏、血管和人工瓣膜的血栓形成。目前我们常用的抗凝药物是双香豆素类抗凝药，例如华法林（Warfarin），其主要作用机制是抑制维生素K参与的凝血因子在肝脏的合成，从而达到预防血栓形成的作用。

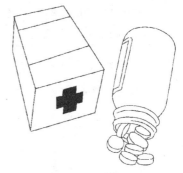

华法林　　Warfarin

★ 饮食上需要注意

心脏瓣膜手术后要注意，有些食物中含有维生素K，与抗凝药，如华法林有"拮抗"作用，会干扰华法林的抗凝功能。所以我们在日常饮食上不能把食物调养简单地理解为"食补"，而是要科学地加强饮食管理，控制每天食物中维生素K的摄入量。

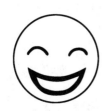 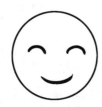 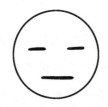

◆ 避免食用维生素K含量很高的食物

动物类：肝、肠子、鹅肝酱。

海藻类：海带、紫菜。

药物：中西药物（咨询医生）、鱼油丸、维生素及补品。

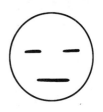

◆ 控制含维生素K较高的食物摄入量

叶菜：如菜心、芥菜、芥蓝、西兰花、花椰菜、菠菜、白菜、生菜等。

干豆：赤豆、绿豆、扁豆、眉豆、黄豆、豆腐及豆制品。

食用油：黄豆油。

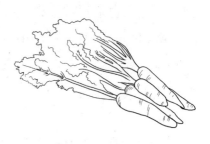

◆ 可以多食用维生素 K 含量较低食物

五谷类如米面、麦麸、面包、饼干等。

肉类：所有家禽、海鲜、猪、牛、羊肉。

蛋类：每星期不超过 2 只。

瓜类：如南瓜、冬瓜、青瓜、丝瓜等。

其他蔬菜：如芽菜、西洋菜、芦笋、西芹、番茄、洋葱、辣椒、葱、蒜、菇类等。

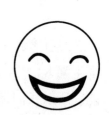

根茎类：如胡萝卜、萝卜、红薯、芋头，莲藕等。

豆类：如豆角、荷兰豆、四季豆、青豆、花生等。

食用油：粟米油、花生油、橄榄油等。

调味品：所有调味品。

水果：所有水果。

奶类：所有奶制品、奶酪。

心脏瓣膜手术后的饮食不要一味地只注重"补"，要做到合理饮食，荤素搭配。这样心脏瓣膜术后恢复得更快。

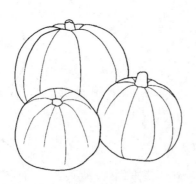

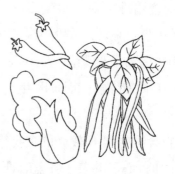

★ 日常生活中需要注意

手术后 3 个月的主要任务为休养身体。术后 3~6 个月可以循序渐进地根据您的心功能、体力情况和工作性质，考虑半天轻工作、半天休息，进行体力劳动时如有不适，则应立即停止。术后 6 个月根据个人情况可考虑恢复全天工作，逐渐到正常工作。

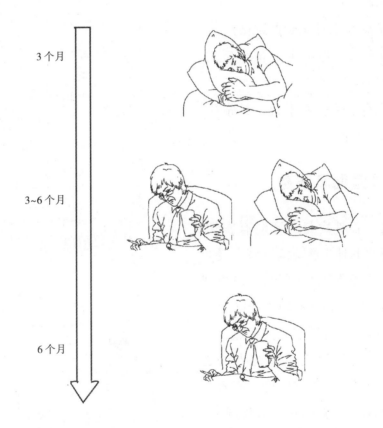

◆ 根据您的体力情况，进行适当的室内和室外活动，要量力而行，循序渐进，以不引起心慌气短为度。

◆ 冬季天气冷，稍有不适应立即就诊。

◆ 继续按时服用医生指示的各种药物，特别是洋地黄制剂。

◆ 如有不适及时和医院电话联系。

◆ 一定按医嘱服用华法林，随时保持与医院联系。

◆ 要保持心情愉快，可适当参加娱乐活动。

◆ 术后3个月应到医院做一次详细的检查，根据结果决定今后的疗养方针。

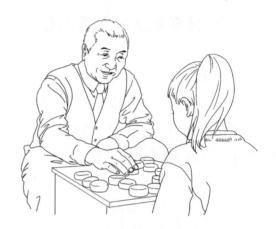

对于风心病患者来说，日常生活中更要注意：

★ 注意防风防寒

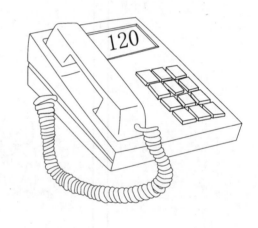

风湿性心脏病与风寒湿有密切关系，因此平时注意防范风寒入侵非常重要，尤其是身体虚弱的时候更应注意。当天气突然寒冷时，应随时增添衣服以防受寒；夏季天气炎热、酷暑难当时，亦不可贪凉睡在当风之处，或睡中以风扇直接吹拂，或者露宿，因为人在入睡之后，阳气静潜，毛孔开放，风寒易乘虚而入。夏日也不宜席地而卧（尤其是水泥地及砖石之地），以防凉气侵入经脉，影响筋骨。

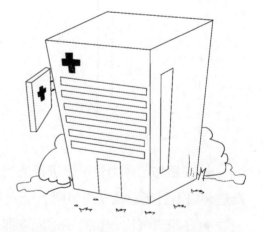

近年来空调日益普及，长期待在空调房间内的人，因关节酸痛最后引发风湿性心脏病的不在少数，应该注意随着室内外温度的差异，出入时衣着随时增减。尤其是老年人更须注意，因为老年人对外界气温的调节能力、御寒防暑能力均较差，所以室内外温度不宜相差太大。

温馨提示：风湿性心脏病患者为什么还要警惕发生脑卒中？

脑卒中即急性脑血管疾病，或称"中风"，包括脑血栓、脑出血、脑栓塞及蛛网膜下腔出血。而风湿性心脏病正是造成脑栓塞的主要原因之一，占40%~90%，并容易复发，2年内复发者占30%，6年内复发者高达50%。而且脑栓塞平均发病年龄较脑血栓形成低，其主要特征是在数秒或数分钟内症状发展到高峰，是所有脑血管疾病中发病最快的。

这是因为心脏赘生物或附壁血栓反复脱落，进入血液循环，随血液循环到脑中引起了脑部血管阻塞，导致脑栓塞；同时由于风湿性心脏病合并心功能不全，心输出量减少，脑灌注不足，造成脑部缺血，还可能导致脑血栓形成。所以如果风湿性心脏病患者做心脏B超检查时查出心房、心室扩大或有附壁血栓，应尽可能在医院做溶栓治疗，以防栓子脱落发生脑卒中。

★ 注意防潮湿

受潮湿多见于与水接触过频的人，即经常在潮湿环境中工作以及与水打交道的工作人员，这部分人员在工作完毕之后，应立即用干毛

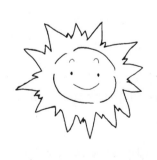
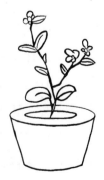

巾擦干身体，换上干燥衣服；外出突遭雨淋，衣衫尽湿者，应立即用干毛巾擦干身体，擦至皮肤潮红发热之后，再用温水洗净，换上干燥衣服，切勿刚脱下潮湿的衣服，马上用热水洗澡，这样会迫寒湿入侵体内；在夏季劳动后大汗淋漓时，亦不可马上用冷水冲洗或入池游泳，因为汗孔未闭，易使寒湿之气入侵。在寒冷地带，冬季外出双足受冻后，不能立即用热水洗脚或用火烤。居所地势低而潮湿者，更应注意，平时可用石灰洒于墙边屋角，以吸收潮气；床上被褥在晴天宜经常暴晒，以去潮气；天晴时应打开窗户，以通风去湿。有条件者可垫高地基铺地板，向阳开门开窗则更好。在梅雨季节出现面浮、足肿或脾胃失健症状的患者，须服利湿退肿之剂，因为这种风湿较甚者如再遇外湿，则内外交结，更易成疾。

★ 注意季节和气候变化

天气由寒冷向温暖转换时，万物复苏，也正是一些病原微生物活跃期，某些呼吸系统疾病发病率显著上升。

与此同时，风湿性心脏病（简称风心病）患者也更容易发生病情反复，出现发热、咳嗽、咳痰，随之喘憋加重、不能平卧、水肿明显，重则可危及生命。这些现象与风心病特点有关。风心病是风湿热（由某种链球菌感染及变态反应引起）的后遗症，心脏瓣膜狭窄、关闭不全造成血流不通畅及逆流，导致心脏某心房或心室扩大，同时肺淤血，全身淤血水肿。由于肺淤血，风心病患者一旦感冒，很容易发展为肺部

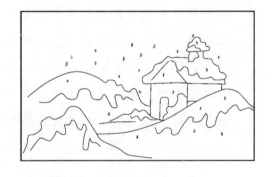

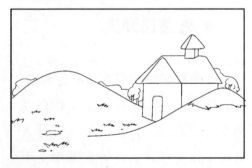

感染，且不易痊愈，而肺部感染又进一步加重心脏负担，恶性循环使心力衰竭加重。

由于刚过冬天，人体免疫系统处于相对休眠状态，免疫系统功能低下，特别是风心病患者，由于本身抵抗力低，更易发病。另外，风心病患者，特别是年轻人，要警惕春季风湿热复发、反弹，表现为低热、关节痛、红细胞沉降率增速等。如出现以上情况须及时去医院诊治，因为风湿热反复活动势必加重瓣膜病变。

★ 饮食上需要注意

◆ 多摄入蛋白质。研究发现多种蛋白质食物与风湿性心脏病危险性显著下降有关，所以选择蛋白质食品是最理想的，如瘦肉、大豆、坚果、禽肉和鱼。每日摄入 25g 大豆蛋白可以降低总胆固醇和低密度脂蛋白胆固醇水平。膳食中含有其他豆类也是有益的，因为它们是可溶性纤维的丰富来源。

◆ 多吃含 ω-3 多不饱和脂肪酸的食物。鱼中的 ω-3 多不饱和脂肪酸的确可以降低风湿性心脏病的危险性，每周至少应食用 2 次鱼（尤其是含油的鱼）对风心病患者十分有益。ω-3 多不饱和脂肪酸存在于鲭鱼、湖虹鳟、鲱鱼、沙丁鱼、长鳍金枪鱼和鲑鱼中。由特殊饲料喂养的鸡所产的蛋也含有

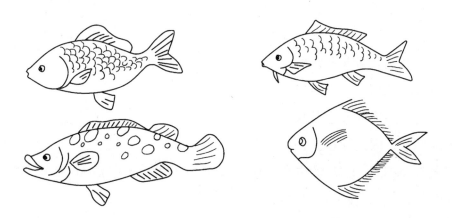

ω-3多不饱和脂肪酸，这种鸡蛋也是ω-3多不饱和脂肪酸的一种来源，大豆、亚麻籽、菜籽油、橄榄油和许多坚果以及种子等中也含有ω-3多不饱和脂肪酸。

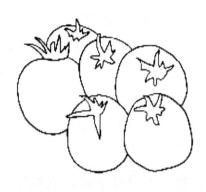

◆ 多吸收有益于心脏健康的B族维生素。高半胱氨酸是体内蛋白质分解的天然产物，其在血液中含量的升高与心脏和血管疾病危险性增加有关。研究发现，叶酸、维生素B_6和维生素B_{12}共同使用，可以降低血液中同型半胱氨酸水平，因此在每日膳食中增加这些维生素很有意义。可以大量食用多种蔬菜、水果和豆类，适量食用禽肉、鱼和牛肉。茶（包括绿茶和红茶）也是类黄酮物质的有效来源。

◆ 多吃蔬菜和水果。维生素A（或其前体β-胡萝卜素）、维生素C、维生素E、钾和各种植物性化学物质（包括类黄酮物质以及含硫化合物，如蒜素）以及膳食纤维均对风心病患者有益。富含β-胡萝卜素的食物包括：胡萝卜、南瓜、山药、桃、杏、菠菜和椰菜。维生素C的良好来源包括胡椒、绿叶蔬菜、椰菜、西红柿、马铃薯、草莓、橙子、柚子和其他橘类水果。维生素E的最好来源是鳄梨、植物油、麦芽和坚果。

◆ 减少盐摄入。钠摄入与血压直接相关，高血压是风湿性心脏病和脑卒中的主要危险因素，因此建议，每天盐的摄入量应限制在6g以下，需要注意，这不仅是外加的盐，也包括酱油、咸菜等。

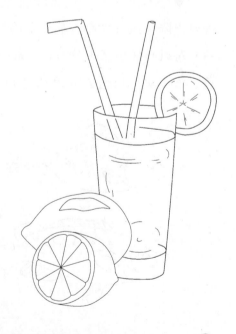

◆ 常饮柠檬汁。口服柠檬汁对风湿性心脏病有良好的疗效。实验表明，柠檬汁具有抑制导致风湿热的链球菌的能力。柠檬汁的饮用方法是从第 1 天开始，每天口服柠檬汁 10ml，以后每天加服 10ml，一直加服到每天 300ml 为止，然后又逐日减少 10ml，直至减少到最初的每日 10ml 为止。一般经过这样两个疗程，风心病病情会有所好转。

◆ 缓进饮料。一次性喝大量的水、茶、汤、果汁、汽水或其他饮料时，会迅速增加血容量，进而增加心脏负担。因此进食饮料不要太多，最好一次不超过 500ml。需要多喝水时，分成几次喝，每次少喝一点，相隔时间长一些。

温馨提示：关于心脏瓣膜置换手术使用的人工心脏瓣膜的理想状况是：人工瓣膜得耐用，能用得越久越好，而且不会给患者带来其他麻烦。但目前的任何人工瓣膜都只能接近这个理想的要求。

现在，被正式批准大规模用于临床的人工瓣膜，按其制造材料分，有两种，机械瓣和生物瓣。

机械瓣是由碳材料、金属及人造织物制造的。

★ 优点

◆ 结实，就是耐久性好，不会因磨损而损坏。在试验台上模拟工作，机械瓣可以承受超过 100 年的磨损。

◆ 小口径（19ml 及以下）的机械瓣，其几何瓣口面积相对较大，尤其是新一代的机械瓣，对某些主动脉根部细小的患者来说，其应用是不易被取代的。

◆ 瓣膜的高度低，适合某些特殊情况。

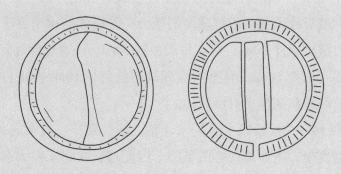

★ 缺点

◆ 机械瓣膜需要患者终身接受抗凝治疗，有抗凝治疗禁忌证的患者不能使用。抗凝治疗有发生致死性并发症（出血和栓塞）的危险。

◆ 人工机械瓣膜功能障碍。这是因为植入的人工瓣膜周围的组织增生过度，干扰到了瓣叶的活动，使瓣叶启闭异常。人工机械瓣膜功能障碍是瓣膜患者进行再次手术的主要原因之一。

生物瓣是用其他动物的心包或主动脉瓣加上一些人工支架和织物制成的。

这种生物瓣膜虽然采用生物材料，但它是没有生物活性的，也就是说，它在人体内是没有新陈代谢的死物，不会自我更新、修复和生长。

★ 优点是手术后只需要抗凝半年即可，以后不需要持续抗凝治疗（特例除外）。打比方说，生物瓣在人体内像是一个在良好环境下工作的、高级的、精细的皮革制品。生物瓣被植入人体后，时间长了（一般半年左右），由于制造材料的特性，其表面会被沉积的纤维蛋白和血管内皮等组织覆盖，如同在它的上面刷了一层油漆。这样，其表面就不与血液接触，避免了激活血液的凝血反应。

★ 缺点是耐久性不好，使用时间长了会坏，医学上称为损毁。二尖辫位支架生物辫膜损毁出现在第五年，主动脉辫位支架生物辫膜损毁出现在第八年，第十年后损毁率迅速上升，以致对生存率产生影响。需要考虑再手术的风险。

基于上述道理，当患者年龄较大（特别是65岁以上），窦性心律，单辫膜疾病，经济情况好，有抗凝治疗禁忌证，不合并慢性肾功能衰竭等情况时，医生倾向于建议患者选择生物辫膜。手术后想生孩子的女性患者也可以考虑生物辫。如果患者年轻，术前持续房颤，多辫膜病变，主动脉根部细小等情况下，医生则更支持机械辫膜的选择。

心 包 炎

心包炎是指各种原因引起的心包的炎症性病变。

心包这个心脏结构在日常生活中并不像其他心脏部位那么频繁地被提及。其实在我们所熟悉的心脏结构外，还有一层心包。这层组织恐怕只有医生才见过。心包是由纤维素构成，它并不厚，但是却很坚韧。

心包有两个作用：一方面，它保护心脏，是心脏这块肌肉外的堡垒，尽量使心脏不受到机械损伤；另一方面，它有利于心脏的跳动。因为心包和心脏之间存在着空隙，中间有起"润滑"作用的浆液，来减少心脏跳动时和心包之间的摩擦。就像我们给轴承上润滑油一样，可以让轴承部件顺利地运转。

多种致病因素都可以导致心包炎，它是最常见的心包病变，常是全身疾病的一部分，或由邻近组织病变蔓延而来。心包炎可与心脏的其他结构如心肌或心内膜等的炎症同时存在，亦可单独存在。

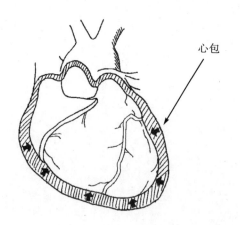

心包

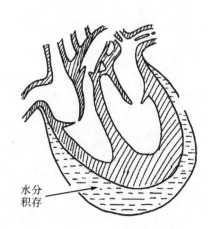

水分积存

心包炎可分为急性和慢性两种，前者常伴有心包渗液，后者常引起心包缩窄。

自查

急性心包炎是心包膜的脏层和壁层的急性炎症，可以同时合并心肌炎和心内膜炎，也可以作为唯一的心脏病损而出现。

★急性心包炎的症状

◆ 表现为原发性疾病症状：如感染时的畏寒、发热、出汗、乏力等；如结核病引起的午后潮热、盗汗。

◆ 心前区疼痛：

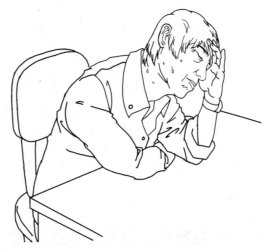

▲ 心前区疼痛常于体位改变、深呼吸、咳嗽、吞咽、卧位尤其当抬腿或左侧卧位时加剧，坐位或前倾位时减轻。

▲ 疼痛通常局限于胸骨下或心前区，常放射到左肩、背部、颈部或上腹部，偶向下颌、左前臂和手放射。

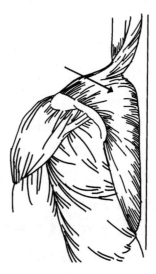

▲ 右侧斜方肌的疼痛系心包炎的特有症状，但不常见。

▲ 有的心包炎疼痛较明显，如急性非特异性心包炎；有的则轻微或完全无痛，如结核性和尿毒症性心包炎。

◆ 呼吸困难，常被迫采取坐卧位或端坐体位，是心包渗液时最突出的症状

◆ 咳嗽

◆ 声音嘶哑

◆ 吞咽困难

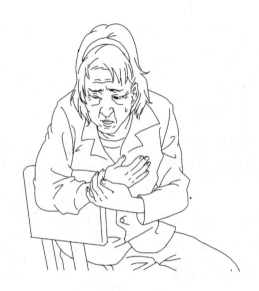

★ 缩窄性心包炎的发展过程

缩窄性心包炎是较严重的慢性心包炎，是急性心包炎的后遗症，它是由于心包膜大量纤维增生，压迫限制心脏的舒张而产生的。心包炎发生后，它和心脏之间的空隙就会因粘连而消失，没有空隙，润滑剂也无法存在。这时，心脏和心包紧密地连接成一个整体，它不但不帮助心脏自由跳动，反而紧紧包裹心脏，逐渐缩窄。此时，心脏的收缩——将血液排出的功能还可以维持，但它的舒张功能受阻，不能把静脉血回吸进来，造成心脏的血液入不敷出，整体循环不良。

此时心脏就被心包紧紧地束缚住，心脏像石头一样硬，血液无法送达全身，同时会有呼吸困难的现象。因此缩窄性心包炎的治疗主要是施行外科手

术切除心包，为心脏"松绑"。

缩窄性心包炎的起病常隐匿。心包缩窄的表现出现于急性心包炎后数月至数十年，一般为2~4年。在缩窄发展的早期，我们可以观察到或患者可以感觉到的症状并不明显，但是已经出现了具有诊断意义的病理变化，即使在后期，已有明显的循环功能不全的患者也可能仅有轻微的症状。

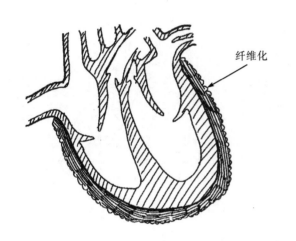

纤维化

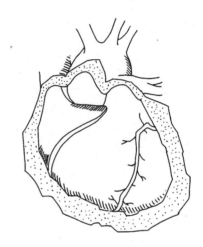

★ 缩窄性心包炎有哪些症状呢？

◆ 休息时也发生呼吸困难，甚至出现端坐呼吸。这是大量的胸腔积液、腹水将膈抬高和肺部充血导致的。

◆ 腹部膨胀感。这是由大量腹水和肿大的肝脏压迫腹内脏器产生的。

◆ 劳累后呼吸困难常为缩窄性心包炎的最早期症状，这是由于心排血量相对固定，在活动时不能相应增加所致。

◆ 另外还可能有 乏力、胃纳减退、

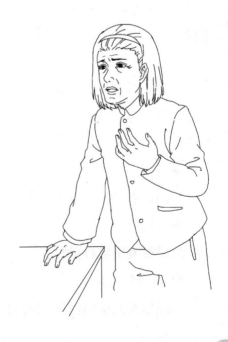

眩晕、衰弱、心悸、咳嗽、上腹疼痛、水肿等症状。

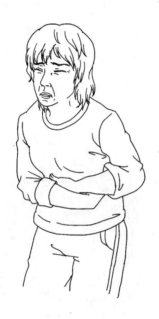
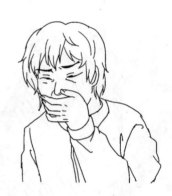

自防

心包炎常常是一些疾病的继发病，由多种致病因子引起或是邻近组织的炎症蔓延而成。所以针对心包炎的预防，主要从预防以及治疗原发疾病为主要手段，那么，我们来看看心包炎通常由哪些疾病引起

◆ 感染

病原体有细菌（包括结核杆菌）、病毒、真菌、寄生虫、立克次体等。

◆ 肿瘤

原发性及继发性肿瘤。

◆ 自身免疫疾病

风湿热及其他结缔组织疾病，如系统性红斑狼疮、结节性多动脉炎、类风湿性关节炎；心脏损伤后，如心包切开后综合征等。

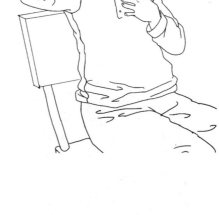

◆ 内分泌、代谢障碍

尿毒症、黏液性水肿、胆固醇性心包炎。

◆ 物理因素

外伤、放射性治疗。

◆ 化学因素

肼苯哒嗪（治疗高血压药物）、普鲁卡因酰胺（心血管类药物）等。

◆ 邻近器官疾病

★ 综上所述，预防心包炎，需要对以上引起心包炎的因素或疾病提高警惕，采取相应的预防和治疗措施，才能免除心包炎的困扰。

自养

★ 对于急性心包炎患者

◆ 卧床休息，必要时给予氧气吸入，并保持情绪稳定，以免因增加心肌耗氧量而加重病情。

◆ 休息时可采取半卧位以减轻呼吸困难。

◆ 如果出现心包填塞的症状，患者往往采取强迫前倾坐位，这时可以放置可趴伏的床尾小桌，并加用床挡保护自己，以防坠床。

◆ 饮食上食用高热量、高蛋白、高维生素、易消化的半流食或软食；如有水肿，应限制钠盐摄入。

◆ 注意防寒保暖，防止呼吸道感染。

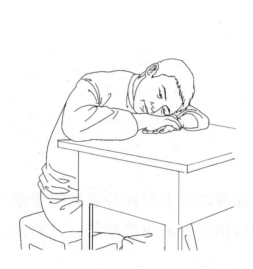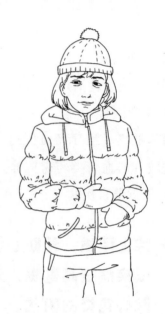

★ 对于缩窄性心包炎患者来说，应尽早给予手术治疗

◆ 为什么缩窄性心包炎要进行手术治疗呢？

这是因为缩窄性心包炎是一种进展速度较慢的疾病，无论怎样的药物治疗，其心包及产生的相关病变都不可能出现逆转。因此，该病最有效的疗法是早期实行心包切除术（心包剥脱术）。手术通常在心包感染被控制后，对结核病患者来说，在结核活动已静止时即应手术，并在手术后继续用抗结核药一年。

◆ 术前患者应注意：严格休息、限制钠盐、加强营养、积极改善心脏功能。

◆ 术后患者应注意：

▲ 积极治疗原发病。

▲ 不可过多过快地补充液体，以免出现急性肺水肿。

▲ 由于慢性心包炎病程长，患者应注意，既不该对自己病情感觉无所谓，也不该有过重的悲观心理包袱，应该重视病情，且对治疗有积极乐观的态度。

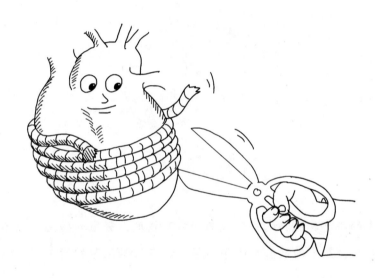

心 肌 炎

心肌炎是指各种原因引起的心肌的炎症性病变。

心脏周围由厚厚的肌肉——心肌构成，心肌收缩就能将血液送达全身各组织。

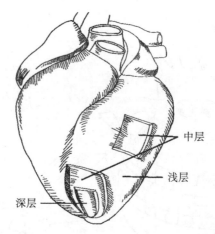

中层

浅层

深层

心肌上的病有其独特的病变范围和病变程度，轻微的病变可能不会让人感到有不良症状，严重的则有可能导致猝死。在救治及时的情况下，心肌炎可以完全治愈，没有后遗症，而预后不良的可能会形成慢性心肌炎甚至心肌病。

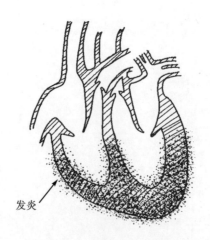

发炎

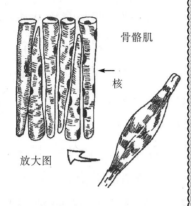

骨骼肌

核

放大图

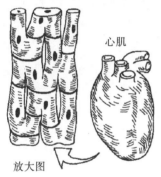

心肌

放大图

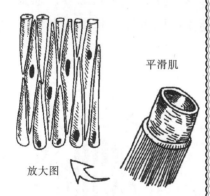

平滑肌

放大图

温馨提示：人体肌肉的种类？构成人体的肌肉可以分为三大类。

● 骨骼肌。骨骼肌是我们活动四肢或移动身体时所使用的肌肉。它们接受大脑的指令，在运动神经的支配下来活动骨骼，帮助我们完成日常的活动。

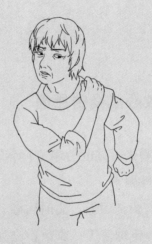

● 心肌。心肌是心脏特有的肌肉。心肌是在自主神经的支配下活动的，它不受我们自己的意志控制，所以心脏一直持续跳动，不眠不休。

● 平滑肌。胃肠、血管、膀胱等内脏器官都是由平滑肌构成。它同心肌一样，不受我们意志控制，只接受自主神经功能的命令，因此在必要时也可以不停地运动。

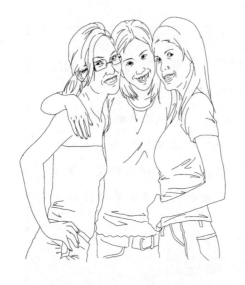

近几年来病毒性心肌炎的相对发病率有所上升。病毒性心肌炎是由病毒感染引起的，患者多见于青壮年，女性的发病率明显高于男性，职业女性因心肌炎猝死的消息在全国各地的报道中屡见不鲜。这是因为女性的心肌细胞对病毒毒素较敏感，又因为处于 20～30 岁之间的女性自主神经功能不稳定，导致病毒的毒素容易通过血液而侵害心肌细胞。

★ 导致心肌炎的原因

◆ 持续紧张、过度劳累、营养不良等。

◆ 感染性因素

病毒如柯萨奇病毒、艾柯病毒、流感病毒、腺病毒、肝炎病毒等；细菌如白喉杆菌、链球菌等；真菌；立克次体；螺旋体；原虫等。其中病毒性心肌炎最常见。

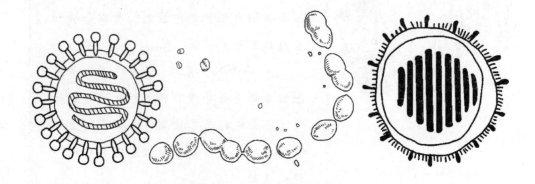

温馨提示：这些病原微生物都是什么？有什么区别呢？

	结构	常见种类	和人类的关系
病毒	无细胞结构，一般由蛋白质外壳和内部的遗传物质组成	艾滋病病毒、非典病毒、狂犬病毒	病毒会使人致病
细菌	单细胞个体，由细胞壁、细胞膜、细胞质构成，没有成形的细胞核，有的还有鞭毛、荚膜等结构	幽门螺杆菌、葡萄球菌	1.细菌会感染人体,致病 2.肠道中的细菌与人的消化、吸收息息相关 3.经过基因工程改造的细菌可为人类生产特定的化合物,如抗生素等 4.食物的变质是细菌造成的 5.皮肤表面的细菌是人类体表的第一道屏障 6.造纸、制革、炼糖以及浸剥纤维等工业生产都需要细菌的作用
真菌	细胞由细胞壁、细胞膜、细胞质和细胞核构成，有成形的细胞核	酵母菌、霉菌、蘑菇、灵芝	1.有些真菌可以食用,如很多菇类 2.霉菌会使食物腐烂 3.乳酸菌用于制作酸奶 4.酵母菌用于酿酒和馒头发酵等 5.部分真菌会致病,如各种癣,脚气 6.真菌可用于工业生产

◆ 自身免疫性疾病

如系统性红斑狼疮、巨细胞性心肌炎。

◆ 物理因素

如胸部放射性治疗引起的心肌损伤。

◆ 化学因素

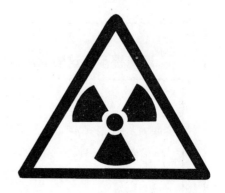

自查

★ 心肌炎的先兆：感染性原因引起的心肌炎，常先有原发感染的表现，如病毒性者常有发热、咽痛、咳嗽、呕吐、腹泻、肌肉酸痛、疲劳等，大多在病毒感染1~3周后出现心肌炎的症状

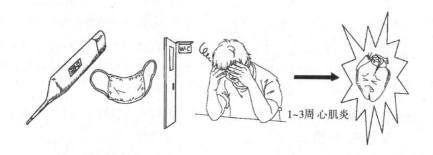

1~3周 心肌炎

★ 心肌炎的症状

心肌炎的临床症状与心肌损害的特点有关

◆ 患者在发病时有多汗

◆ 疲乏

◆ 心慌

◆ 气短

◆ 头晕

◆ 心前区闷痛

◆ 手脚水肿等症状

其中心律失常为主要表现者：出现心悸、严重者可有黑蒙和晕厥；心力衰竭为主要表现者：出现心力衰竭的各种症状如呼吸困难等。

◆ 严重者发生心源性休克而出现休克的相关表现。

◆ 炎症累及心包膜及胸膜时，可出现胸闷、胸痛症状。

◆ 猝死。

自防

★ 预防心肌炎需要注意

心肌炎可发生于各年龄段的人群，尤以青壮年发病较多。现今工作生活节奏快，上班族生活作息不规律，身体得不到锻炼，免疫力低下，感冒了也不在意，很容易诱发病毒性心肌炎。病毒性心肌炎一经确诊，就须卧床休息和进行治疗，吃易消化、富含维生素和蛋白质的食物，并针对病因进行药物治疗。若能重视预防，采取措施提高机体免疫力，则可有效预防病毒性心肌炎的发生。

◆ 劳逸结合，合理分配工作、学习用脑与体育锻炼的时间比例，增加体育运动，增强免疫力，让身体筑起防线抵御病毒。

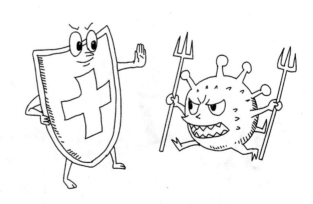

◆ 注意营养搭配，纠正偏食的不良习惯，日常饮食以

粗粮、新鲜蔬菜和瘦肉为主，也可适当多吃些水果。

◆ 注射流感疫苗，获得对流感的免疫力，可有效地防止在气候多变的春秋季节染上病毒性感冒。由于流感病毒的种类变异比较活跃，所以流感疫苗的研制是与实际病毒的变异不断相适应的。流感疫苗制剂有时效性，必须定期注射新型疫苗，才能有效地产生持久免疫力。一般宜在初秋时节进行疫苗注射，可在 12 个月内有效防止罹患流感。

自养

★ 心肌炎患者需要注意

心肌炎目前还没有特异的治疗方法。主要是强调应卧床休息，以减轻心脏负担和组织损伤。

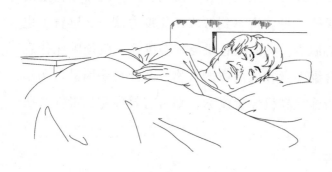

伴有心律失常，应卧床休息 2~4 周，然后逐渐增加活动量。

严重心肌炎伴有心脏扩大者，应休息 6 个月至 1 年，直到临床症状完全消失，心脏大小恢复正常。

◆ 饮食上应注意高热量、高蛋白、高维生素食物，尤其是富含维生素 C 的食物，如山楂、苹果、橘子、番茄等。

◆ 患者的居室应保持空气新鲜、流通，定期通风换气，但要避免患者

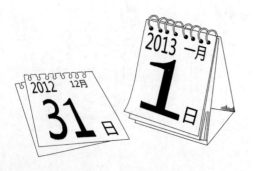

直接吹风，防止感冒加重病情。冬季注意保暖。

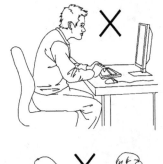

◆ 平素应加强身体锻炼，运动量不宜过大，可由小量到逐步增加，以患者不感劳累为度，可做些气功、太极拳、散步等活动。同时要避免以下活动：

（1）避免长时间阅读、写作和用脑。

（2）避免长时间会晤、交谈。交谈时不但消耗体力，更消耗脑力，故心肌炎和心肌病患者应注意控制交谈的时间。

（3）避免长时间下象棋、打麻将、看电视等娱乐活动。无论什么活动，只要出现疲劳，心肌炎和心肌病患者都应该中止活动，立即休息。

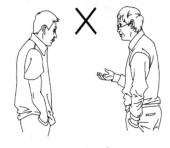

◆ 每日要注意测量体温、血压、脉搏、呼吸等生命体征。出现脉搏微弱、血压下降、烦躁不安、面色灰白等症状时，谨防由此导致的心源性休克。如出现此病症，应立即送往医院进行救治。

◆ 心肌炎反复发作的患者，在长期服用激素时，要注意观察药物毒性和不

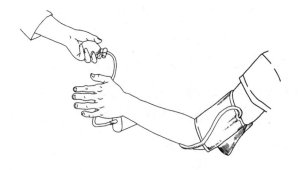

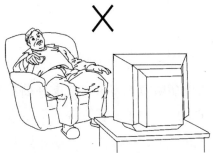

良反应，如高血压、胃肠道消化性溃疡及穿孔、出血等。心肌炎患者对洋地黄制剂极为敏感，易出现中毒现象，应严格掌握用药剂量。急性患者应服用大剂量维生素 C 及能量合剂，静脉滴注或静脉推注时要注意保护血管，控制速度，以防肺水肿。

★ 心肌炎患者在运动健身时需要注意

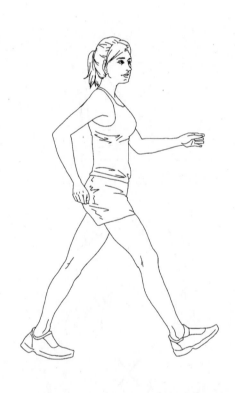

◆ 适当的体育疗法有助于增强心脏功能，促进心肌炎患者康复。轻型心肌炎患者，在退热、心率和心律恢复正常以及心脏功能改善后，可参加 10~30 分钟的有氧运动，如步行。步行时应掌握适宜的强度，可根据身体情况规定一定的步行速度和距离。锻炼 3 个月后，如果步行时的心率能达到本人最大心率的 65% 时，则还可以参加一些其他自己感兴趣的缓和的有氧运动，如游泳、骑自行车和做体操等，但是一定要注意循序渐进。运动前应做 5~10 分钟的准备活动，以预防因突然用力活动对心脏的应激作用。运动后还应有 5~10 分钟的整理运动，以避免因突然停止运动可能引起的头晕虚脱症状。

◆ 此外，可在心脏康复医生指导下进行四肢肌肉力量的锻炼，做短时间和轮流交替的体操、哑铃、拉力器等，不过要避免做屏气动作。大约半年后，还可在耐力、力量、速度逐渐增加的基础上，进行一些有氧运动专项训练，如距离不太长的长跑等。但不能进行大强度的训练和比赛，也不宜进行力量型的举重、摔跤等，以防止因身体过劳而引起病情复发。

★ 心肌炎患者在运动中怎样预防猝死

运动猝死的发生虽然很突然，但并非没有任何预警信号，而不顾身体发出的各种信号（如胸闷、气促、心慌、头痛和恶心等），一意孤行地运动，正是导致运动猝死的最重要原因。因此，要预防运动猝死有三项注意：

◆ 在医生或专家的指导下运动。心肌炎患者的心肺功能较脆弱，若运动不当易引发猝死，所以在运动前最好进行心肺功能的全面检查，根据身体状况，在医生或专家指导下，制订运动计划。

◆ 掌握好运动强度。

运动强度	运动中脉搏
低强度	每分钟100次以内
中强度	每分钟130~150次
高强度	每分钟150次以上

心肌炎患者一般推荐选择中低强度的运动。有研究者认为，老年人运动时每分钟心跳超过"170－年龄数"就须引起注意，如果这一数字再上升10%就有危险。

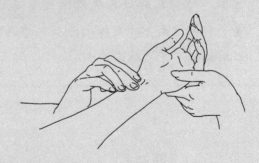

◆ 加强运动中的监测。

运动前后测脉搏是简单易行的监测手段。通常，运动强度和脉搏恢复时间如表格所示。

运动强度	脉搏恢复时间
低强度	5~10分钟
中强度	20~30分钟
高强度	30~60分钟

不能恢复者，应立即向医生或专家求助，停止或改变运动计划。

 温馨提示：治疗心肌炎为何不可"拖泥带水"？

心肌炎是一种较为常见的疾病，多由病毒感染引起，因其病程较长，患者多不易坚持治疗。当机体免疫力低下或再次受到病毒等致病因素侵袭时，心脏将再次受到冲击，久而久之，病情不断迁延及反复，心肌发生不可逆转的病理改变，就可转化为心肌病。

心肌炎与心肌病的预后截然不同，一般来说，心肌炎是可以治愈的，而心肌病因其病理改变呈进行性恶化，难以逆转，预后较差。因此防止心肌炎转化为心肌病具有非常重要的意义。因此治疗心肌炎切不可"拖泥带水"。

心　肌　病

心肌病是一组由于位于心脏下部腔室，即左右心室的结构改变或者心肌壁功能受损，进而导致心脏功能进行性障碍的病变。

心肌为心脏持续跳动提供力量，是全身血液循环的动力。当心肌收缩或扩张时，就会相应地送出和吸入血液进行循环。

而当心肌功能出现障碍时，血液的流通就会不顺畅，影响对全身组织的血液供给。在这种状态下，就变成了心肌病。常见心肌病主要有以下三种

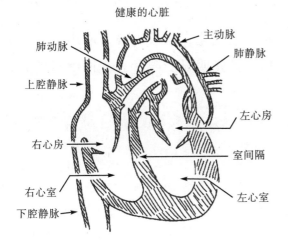

健康的心脏

肺动脉　主动脉　肺静脉　上腔静脉　左心房　右心房　室间隔　右心室　左心室　下腔静脉

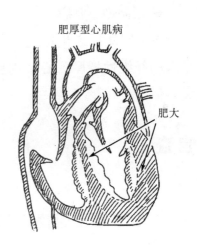

肥厚型心肌病

肥大

★ 心肌病的分类和产生原因

◆ 肥厚型心肌病

本病由心肌细胞肥大或者排列混乱而引起。左心室壁的肥大尤其显著，

此外，左心室内大都狭窄。不光是左心室壁，连室间膈（分开右心室与左心室的壁）也会肥大。如果左心室肥大，就很难将血液送往全身，无处可去的血液停留在左心室内，于是内压就会上升。

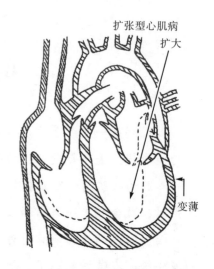

◆ 扩张型心肌病

心肌细胞的变性或坏死使其收缩力降低而引起。结果血液很难送达全身，血液积存使得左心室的内腔扩张。左心室壁受压迫而变薄。此外，也容易出现淤血性心功能不全引发呼吸困难。

◆ 限制型心肌病

心脏间质纤维化增生是其主要病理变化，即心内膜及心内膜下有数毫米的纤维性增厚，心室内膜硬化，扩张明显受限，表现同缩窄性心包炎类似。

自查

★ 扩张型心肌病的表现

扩张型心肌病的患者病程长，耐受性好

◆ 最先多表现为气急，端坐呼吸，全身水肿，食欲减退。

◆ 肝区肿大疼痛及伴有心律不齐。

◆ 部分患者还可因发生了某处血管

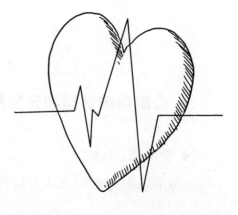

的栓塞而出现胸痛、局部肢体疼痛、腹痛甚至猝死。

★ 肥厚型心肌病的表现

本病在男女间有显著差异，大多在30~40岁出现症状，随着年龄增长，症状更加明显，主要症状有：

◆ 呼吸困难：劳力性呼吸困难，严重者呈端坐呼吸或夜间阵发性呼吸困难。

◆ 头晕与晕厥：多在劳累时发生。血压下降所致，发生过速或过缓型心律失常时，也可引起头晕与晕厥。

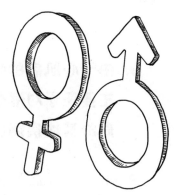

◆ 心悸：患者感觉心脏跳动强烈，尤其左侧卧位更明显，可能由于心律失常或心功能改变所致。

★ 限制型心肌病的表现

起病比较缓慢

◆ 早期可有发热，逐渐出现乏力、头晕、气急。

◆ 病变以左心室为主者有左心衰竭和肺动脉高压的表现，如气急、咳嗽、咯血、肺基底部啰音、肺动脉瓣区第二音亢进等。

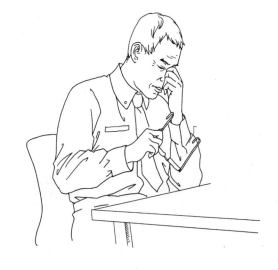

◆ 病变以右心室为主者有左心室回血受阻的表现，如颈静脉怒张、肝大、下肢水肿、腹水等。

◆ 心脏搏动常减弱，浊音界轻度增大。心音轻，心率快，可有舒张期奔马律及心律失常。

◆ 心包积液也可存在。

◆ 内脏栓塞。

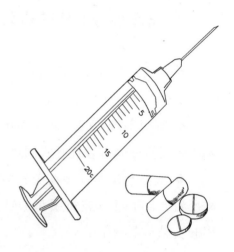

自防

★ 由于心肌病的特性，其预防主要在于对潜在易诱发心肌病的其他疾病的预防和治疗

◆ 积极治疗可能导致心肌病的原发病。

◆ 预防各种感染，从而避免由于感染而引起心肌自身的抗原抗体反应。

◆ 根据心功能情况，适当活动，但切忌不可过累，应多休息，病情严重时应卧床休息。

◆ 改变生活习惯，减少可以诱发心肌病的其他疾病的发生，如冠心病、高血压。

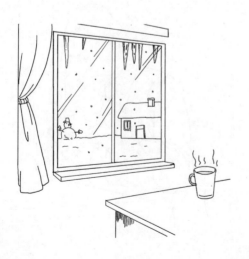

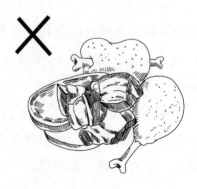

◆ 避免受寒。

◆ 饮食应清淡。

自养

◆ 保持心态平和健康

心肌病是一种病程长、病情复杂且预后差的疾病。因此人们容易产生紧张恐惧心理，甚至对治疗不报以希望。这时心肌耗氧量会增加，反而加重病情。所以，心肌病患者一定要注意保持乐观心态。

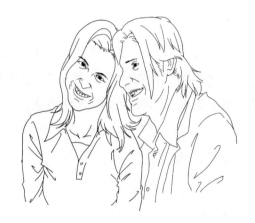

◆ 注意休息

无明显症状的早期患者，可从事轻体力工作，避免紧张劳累。心力衰竭患者经药物治疗症状缓解后可轻微活动，应避免剧烈运动。合并严重心力衰竭、心律失常及阵发性晕厥的患者应绝对卧床休息，以减轻心脏负荷及心肌耗氧量。

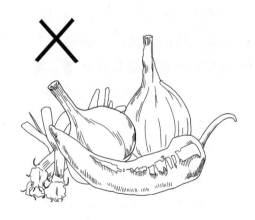

◆ 均衡饮食

应尽量食用低脂、高蛋白和维生素丰富的易消化饮食，避免刺激性食物。

▲ 对心功能不全者应予低盐饮食

氯化钠的过多食用可导致血容量增加，从而加重心脏负荷。

▲ 每餐不宜过饱，以免增加心脏负担

进食过饱，尤其是大量难以消化的高脂肪、高蛋白食物，使腹部膨胀、

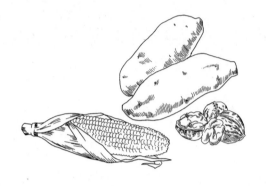

膈肌升高，心脏及肺的正常活动受限制，容易出现心慌气短，甚至诱发或导致已有病情加重。

▲ 患者应主动了解食疗的重要性

治疗本病，除了应用药物外，饮食治疗也能起到一定的作用。但治疗时宜选用含优质蛋白质和低胆固醇的食品；限制过多的糖和食盐的摄入；选用含不饱和脂肪酸和亚油酸的脂类食品；补充足够的维生素 B、维生素 C、维生素 E，同时摄入富含纤维素的食品，并注意微量元素的补充。

通过大量的临床实践证明：麦芽、大豆、玉米、糙米、小麦、大蒜、韭菜、芦笋、黑木耳、雏菊、白薯、山楂、大枣、猕猴桃、核桃仁、橙橘、柠檬、西瓜、鸡肉、兔肉、植物油等均有不同程度地软化血管，降低血压、血脂及血清胆固醇，减少血小板的凝集等作用。长期食用可以有效地防治心肌病。

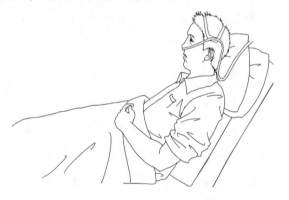

▲ 此外，应戒除烟酒

◆ 对于有呼吸困难的患者

呼吸困难者取半卧位，有条件的，可以进行持续吸氧，氧流量视病情酌情调节。每 12～24 小时应更换鼻导管或鼻塞。

◆ 对于合并水肿和心力衰竭的患者

应准确记录 24 小时液体摄入量和出量，限制过多

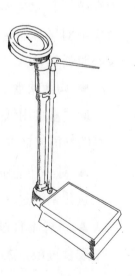

摄入液体，每天测量体重。

◆ 保持尿便通畅。

◆ 密切观察脑、肺和肾等内脏及周围动脉有无栓塞状况。

◆ 坚持服药，以便更好地预防和推迟并发症的发生。

温馨提示：什么是微量元素？

人体是由50多种元素所组成。根据元素在人体内的含量不同，可分为宏量元素和微量元素两大类。凡是占人体总重量的万分之一以上的元素，如碳、氢、氧、氮、磷、硫、钙、镁、钠等，称为常量元素，也叫宏量元素；凡是占人体总重量的万分之一以下的元素，如铁、锌、铜、锰、铬、硒、钼、钴、氟等，称为微量元素（铁又称半微量元素）。

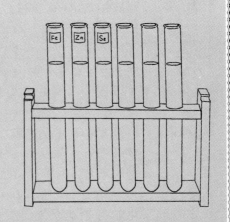

微量元素在人体内的含量真是微乎其微，如锌只占人体总重量的百万分之三十三。铁也只有百万分之六十。微量元素虽然在人体中含量微少，但是其作用却是至关重要的。比如缺锌可引起口、眼、肛门或外阴部红肿、丘疹、湿疹。又如铁是构成血红蛋白的主要成分之一，缺铁可引起缺铁性贫血等。世界卫生组织专家界定人体必需微量元素，共8种，包括碘、锌、硒、铜、钼、铬、钴、铁。所以我们日常生活中要注意饮食均衡，才能维持体内微量元素的含量及平衡。

维生素、矿物质在防止心脑血管疾病中的作用

名称	主要作用是什么？	什么食物富含这种物质？
维生素A	防止动脉硬化的形成，从而减少冠心病和脑卒中，保护皮肤、黏膜和视网膜，增强免疫力，预防癌症	动物肝脏、鱼肝油、鱼卵、全奶、奶粉、奶油、蛋类
维生素D	促进钙、磷吸收	鱼肝油、鱼肉、蛋黄、动物肝脏、蘑菇
维生素E	降低血清胆固醇，降低血液黏度，协调自主神经，维持正常生育能力	各种植物性食物中，如谷类、坚果和绿叶蔬菜中
叶酸	缺乏会导致高同型半胱氨酸血症，参与红细胞合成，促进生长，促进哺乳	酵母、胚芽、动物肝脏、肉、蛋黄、牛奶、豆类
维生素C	改善微循环，增强心脏功能，增强免疫，消除疲劳，促进铁吸收，阻止自由基活化，防癌	新鲜蔬菜和水果：猕猴桃、桃、柑橘、柿子、草莓、绿叶蔬菜等
钙(Ca)	预防高胆固醇，维持血压，碱化血液，凝血系统的重要成分，稳定肌肉兴奋性	牛奶、奶酪、鱼、海藻、大豆
钾(K)	促进钠的排泄，调节肌肉和心脏功能，活跃大脑活动	柑橘、柿子、芋、蔬菜、动物组织
镁(Mg)	降低血压，能预防动脉硬化和防止血栓形成，促进肌肉收缩，抑制神经兴奋	豆类、马铃薯、全麦片、海带、紫菜、绿叶蔬菜以及杏、核桃、花生、松子等
硒(Se)	预防冠心病和脑血栓，抗氧化，抗老化	牡蛎、鲜贝、虾皮、鲅鱼、黄鱼、黄豆、玉米、大蒜、动物肾等
碘(I)	减少胆固醇在动脉壁的沉积，防止动脉硬化的发生和发展	海带、紫菜、木耳等
铬(Cr)	预防动脉粥样硬化的形成，降低胆固醇	酵母、牛肉、全谷类、干酪、红糖等

心 绞 痛

严格来讲，心绞痛是一种症状，不算是一类疾病。心绞痛是由冠状动脉输送至心肌的血液减少所导致的胸腔上部的阵发性剧痛。常见于冠状动脉粥样硬化和贫血等疾病。

★ 心绞痛的诱因

心绞痛常由体力劳动或情绪激动（如愤怒、焦急、过度兴奋等）所激发，饱食、寒冷、吸烟、心动过速、休克等也可以成为诱因。疼痛多发生于劳力或激动的当时，而不是在一天劳累之后。典型的心绞痛常在相似的条件下发生，但由于昼夜节律变化的神经兴奋性不同，有时同样的劳力只在早晨而不在下午引起心绞痛。

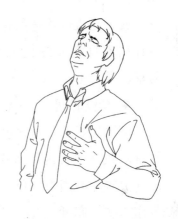

自查

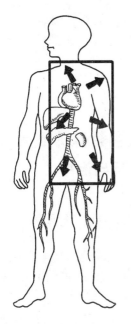

★ 心绞痛主要表现为胸痛，主要有如下几个特点

◆ 部位

主要在胸骨体中段或上段之后，可波及心前区，有

手掌大小范围，甚至横贯前胸，界限不很清楚。常放射至左肩、左臂内侧达环指（又称无名指）和小指，或至颈部、咽部或下颌部。

◆ 性质

胸痛常常表现为压迫、发闷或紧缩感，可以形容为一块大石板压在胸口喘不过气的感觉。也可有烧灼感，但不尖锐，不像针刺或刀扎样痛（往往不是真正的心绞痛，而可能来自其他脏器的疼痛），偶尔会伴有濒死的恐惧感觉，或者是难以描述的不舒适感。发作时，患者往往不自觉地停止原来的活动，直至症状缓解。

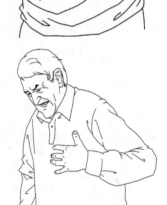

◆ 持续时间

疼痛出现后开始很轻，常逐步加重，数分钟后达到高峰，然后在3~5分钟逐渐消失，可数天或数周发作1次，亦可一天内多次发作。

◆ 一般在停止原来诱发症状的活动后即可缓解；舌下含服硝酸甘油也能在几分钟内使之缓解。

★ 除了典型的心前区疼痛外，心绞痛还有几种特殊的表现形式，需要引起我们的注意，以免延误诊断与治疗

◆ 以牙痛为主要表现：牙床的一侧或两侧疼痛，以左侧多见，无具体牙病，与酸、冷刺激无关，用镇痛药无效。

◆ 以头痛为主要表现：表现为头部一侧或双侧的跳痛，往往活动时发生，休息3~5分钟缓解。

◆ 以颈部疼痛为主要表现：颈部一侧或两侧跳痛，疼痛时伴有心情烦躁，不想说话。

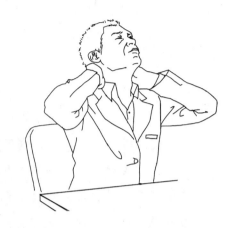

◆ 以咽痛为主要表现：表现为咽部或喉头部的疼痛，伴有闷堵、窒息感，咽喉无红肿，扁桃体无肿大。

◆ 以上腹部疼痛为主要表现：可出现上腹部、剑突下疼痛，出现跳痛、灼痛、针刺样疼痛或沉重感。

◆ 以腿痛为主要表现：心绞痛的腿部放射痛并不少见，可放射至单腿或双腿。只放射到腿的前部，有时达内侧四个足趾，但不放射到腿的后部。

◆ 以面颊部疼痛为主要表现：可为锐痛或窜痛，多有神情紧张和心前区不适。

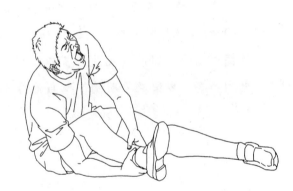

当有上述症状出现时，尤其是出现在中老年人身上，应及时去医院明确诊断，及时治疗。

★ 心绞痛的危害

经治疗后，发作次数可减少，甚至不再发作。有时虽经治疗，发作更频繁。本病进一步发展，可致心肌梗死。

自防

温馨提示：老年人牙痛与心绞痛的关系

对于老年人来说，随着年龄的增长，大脑及心脏神经纤维逐渐产生了退行性变化，对痛觉的敏感度降低，以至心绞痛的部位可以在胸骨内或心前区，也可放射到下颌骨、下牙齿，于是就产生了心源性牙痛。心源性牙痛的临床特征为：

◆ 牙痛剧烈，但无明显牙病。

◆ 牙痛部位不确切，往往数颗牙齿都感到疼痛，而一般牙病都能找到相应的病牙部位。

◆ 虽经牙科医生处理及服用镇痛药，但都不能解除牙痛。

◆ 做心电图检查有心肌缺血改变，舌下含服硝酸甘油片后，往往药到痛止。因此，凡是50岁以上的老年人发生牙痛，应及时做心电图检查，以便及早明确诊断与治疗。

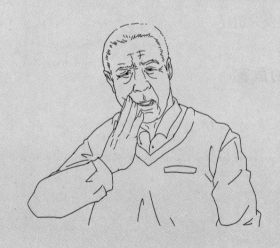

★ 预防心绞痛应做到

◆ 纠正冠心病易患因素

积极治疗高血压及高血脂病。

戒烟。

控制体重。

咨询医生，纠正增加心肌耗氧的药物，如治疗甲亢、贫血、心衰等病症的用药。

◆ 调整生活方式

避免突然做劳力动作，尤其是较长时间休息后。

起床动作要慢，因为心绞痛多发于早晨。

寒冷天气应注意戴口罩、围巾。

避免进入湿热环境，这也是心绞痛诱发因素之一。

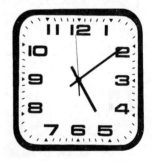

避免焦虑、过度兴奋、饱餐后劳作等诱发心肌缺血的活动。

◆ 饮食上

注意清淡饮食，少食肥肉和动物肝脏及油腻食品。

多吃水果蔬菜、豆制品、鱼类。

生活起居规律，避免情绪激动。

◆ 可遵医嘱长期服用阿司匹林

◆ 预防便秘

多吃富含纤维的蔬菜水果可以预防便秘，如韭菜、菠菜、芹菜、藕、柿子、葡萄等。

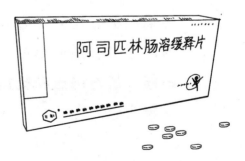

阿司匹林肠溶缓释片

温馨提示：便秘对心脑血管疾病患者的危害有哪些？

便秘可诱发心绞痛或心肌梗死。如果冠心病患者有便秘现象，由于排便困难，排便时间过长，用力过猛，会造成腹压升高，使心跳加快，心肌耗氧量增加，则易引起"排便性心绞痛"，甚至发生心绞痛性晕厥，导致更为严重的心肌梗死，或心脏室壁瘤破裂等并发症。所以，冠心病患者及陈旧性心肌梗死患者，一定要预防便秘，保持大便通畅。

由此可见，患有心血管病的患者，不仅要注意治疗心血管病本身，也要注意防止便秘。对已经发生心肌梗死的患者也一样，因便秘可再次诱发梗死的发生，故应保持大便通畅，以防因便秘造成心梗再发。

自养

★ 在保养措施之前，想提醒患者朋友们注意，第一次发作心绞痛时，会因为心脏的突发剧痛而极度恐慌，而恐慌的情绪会明显加快心跳频率，进而加大心脏负担，这十分不利于缓解心绞痛。同时，没有心绞痛病史的患者可能未随身携带急救药品，这使得患者更加恐慌。其实这种情况不必过分担心会有生命危险，大多数心绞痛发病时间在 10 分钟以内，所以，当没有随身携带急救药品时候，最好的急救措施是：停止活动，原地休息，保持平静心态。

★ **心绞痛患者除了需要按照【自防】部分对日常生活进行 调整外，还必须接受医生的指导，并接受正规治疗，对 于患者自身还应注意：**

◆ 药物治疗：诊断心绞痛后，应视病情而做适当治疗。常用硝酸甘油、山梨醇、烟酸等药物治疗。

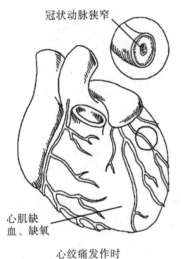

冠状动脉狭窄

心肌缺血、缺氧

心绞痛发作时

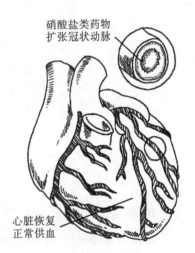

硝酸盐类药物扩张冠状动脉

心脏恢复正常供血

服用硝酸盐类药物后

硝酸盐类药物对心脏的作用。为预防心绞痛发生，当心脏的供血血管狭窄时，可服用硝酸盐类药物扩张血管，增加心脏的血流量。当心脏供氧增加时，它的负担就会减轻。

温馨提示：关于舌下含药的知识，为什么要有舌下含药这种吃药的方式呢？

舌下含服，是直接将药片置于舌下或嚼碎置于舌下，药物可快速崩解或溶解，使舌下毛细血管壁直接吸收药剂，药物分子能顺利通过较大分子间隙，吸收完全且速度较快。但舌下用药时，含服的给药量有限且药效持续期比口服用药短，所以一般仅用于急救。

★ 舌下含药时应该注意什么？

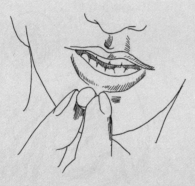
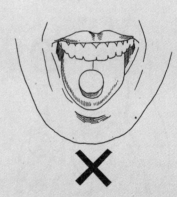

◆ 服药时，身体宜采取坐位或半卧位，这样可使回心血量减少，减轻心脏负担，使心肌供氧量相对满足自身需要，从而缓解心绞痛。不宜站立时舌下含药，会因血管扩张、血压降低，导致脑血管供血不足而发生意外。

◆ 服药后最好休息15~20分钟，过早活动会出现眩晕。

◆ 当心绞痛停止，可以吐出口内余药，减轻不适感。

◆ 吃药后最好保持原来的姿势，而且别着急也别慌张，保持平静心态，有助于发挥药效。若口腔干燥时可口含少许水，有利于药物溶解吸收。应注意切不可像吃糖果一样仅把药物含在嘴里。因为舌头表面的舌苔和角质层很难吸收药物，而舌下黏膜中丰富的静脉丛才利于药物的迅速吸收。

◆ 心绞痛发作时舌下含服 1 片硝酸甘油，1~3 分钟即发挥作用；初次用药可先含半片，以减轻头胀、心跳加快的副作用；心绞痛发作频繁的患者在排便前含服可预防发作。

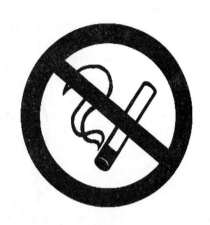

◆ 患者应戒烟，避免情绪激动和过度劳累，可以在医生的指导下服用镇静剂。

◆ 饱食后，尤其在严寒多风时节，不可立刻进行体力劳动。

◆ 如能随身携带治疗心绞痛的药片，则可在工作、运动前服用，以作预防。

◆ 维持正常体重。经常做些轻微的运动，以不引起心绞痛为限。

★ **冠状动脉旁路移植手术：若病情极其严重，药物不能缓解，则可施行外科手术切除不健全动脉，移植静脉补接。**

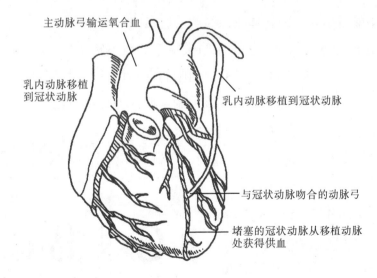

主动脉弓输运氧合血

乳内动脉移植到冠状动脉

乳内动脉移植到冠状动脉

与冠状动脉吻合的动脉弓

堵塞的冠状动脉从移植动脉处获得供血

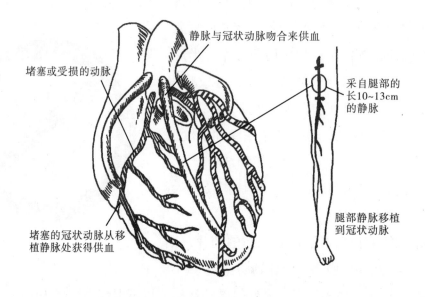

静脉与冠状动脉吻合来供血

堵塞或受损的动脉

采自腿部的长10~13cm的静脉

堵塞的冠状动脉从移植静脉处获得供血

腿部静脉移植到冠状动脉

★ 心绞痛患者在日常饮食中需要注意

◆ 限制全天总能量的摄入量，以每日每千克标准体重摄取 83.6~104.5 千焦为宜。还应根据体重增减、有无发热及病情轻重做适当调整。肥胖者则应适当限制能量摄入、减轻体重以缓解心脏负担。

◆ 限制脂肪的摄入量，全天脂肪供给量一般不宜超过50g，或占总能量的20%~25%即可。应选择含多不饱和脂肪酸高的食用油，如植物油、花生油等。伴有高胆固醇血症的患者应该限制含胆固醇高的食物（鸡蛋黄、动物内脏及脑、沙丁鱼、鱿鱼等），全天胆固醇的摄入量限制在 300mg 以下。

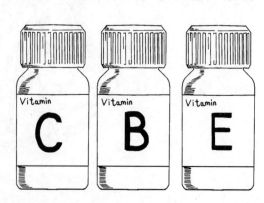

◆ 蛋白质的供给量应占全天总能量的 12%~14%，或按每日每千克标准体重 1.0~1.2g 标准供给。其中优质蛋白应占总蛋白的40%以

上，来源于鱼类、禽类、奶类及其制品、豆制品等，并根据患者的具体情况做适当调整。

◆ 碳水化合物的供给应保持一定比例，一般认为以占全天总能量的60%～65%为宜。主食应选择富含膳食纤维的粗杂粮，如燕麦、荞麦、玉米等，减少富含单糖、加工过精过细食品的摄入，这样有利于降低血脂，防止便秘。

◆ 维生素要充足，尤其是维生素 C、B 族维生素、烟酸及维生素 E 等。维生素 C 可以促进胆固醇的羟基化，降低血胆固醇水平；B 族维生素能维持生物膜和毛细血管壁正常的渗透性，并可以增加血管壁的韧性和弹性；烟酸和维生素 E 则可以软化血管，防止胆固醇在血管壁上沉积，并预防血栓的形成。

◆ 适当增加膳食纤维的摄入水平，对促进肠胃蠕动、减少胆固醇吸收、防止便秘有利。一般以每日摄入 15～20g 为宜。膳食纤维来自食物中的麸皮、各类蔬菜、瓜果及菌藻类食物。

◆ 少食多餐，每日 4～5 餐，饮食应新鲜、可口、易消化。在不妨碍营养治疗原则的前提下，应照顾患者的饮食习惯。

◆ 注意烹调方法，合理加工，注重食物的色、香、味、形。

温馨提示：心脏彩超、心电图、血管造影这三种检测手段有什么不一样呢?

★ 如果把心脏比作一间屋子，如果要对这间屋子进行安全检查，都要做什么呢？

◆ 心脏彩超就是整体扫描你心脏的房屋结构，每个房间的大小，墙壁的厚度（心房心室有无肥大），出入管道的粗细，门关得紧不紧，关不紧的话是有多大的缝（瓣膜类疾病）？还看得到你心脏内的血流情况及运动情况，评价你心脏收缩和舒张功能如何，间接计算出心脏的射血分数，判断个体血泵的动力和功能是否正常。

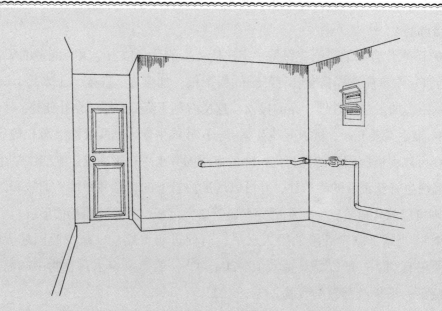

◆ 心电图主要是看电路通不通，有没有短路漏电的地方。心电图最主要的功能就是通过记录心脏的电反应来判断：心脏有没有乱跳（也就是心律失常），有没有缺血坏死（心肌梗死），有没有结构性的改变（肥厚或者扩大）。许多严重的心脏疾病都可以在心电图上很直观地看到，它简单、廉价、安全，但也不是万能的。

◆ 血管造影是检查屋子的水管是不是堵了，但是水管有铁皮包着，我们看不到里面锈成什么样，所以就需要对血管进行造影检查。血管造影是判断血管情况的最有说服力的检查了，最直观地给出血管狭窄百分比，形象直观。但它是有创伤的检查方法，面临一定的手术风险，价格也贵。

综上所述，可以看出这三种检查是不能互相代替的，不是检查价格越贵越好、或者检查价格便宜就不能说明问题。

肺源性心脏病

肺源性心脏病简称肺心病，是一种常见于老年人的疾病。它是由于肺组织或肺动脉及其分支的病变引起肺血管阻力增加，导致肺动脉高压，最后引起右心室肥大的一种心脏病。

★ 肺与心脏配合进行气体交换

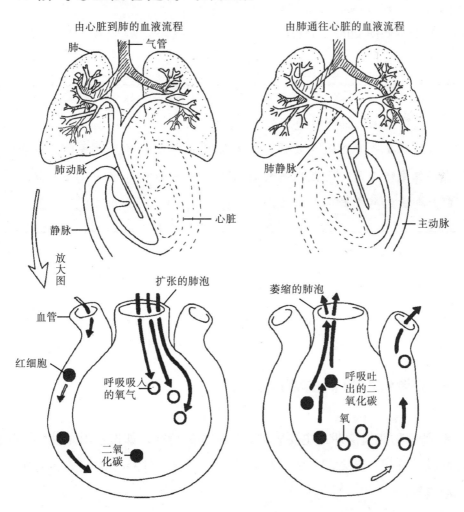

由心脏到肺的血液流程

由肺通往心脏的血液流程

肺

气管

肺动脉

静脉

心脏

放大图

血管

红细胞

呼吸吸入的氧气

二氧化碳

扩张的肺泡

肺静脉

主动脉

萎缩的肺泡

呼吸吐出的二氧化碳

氧

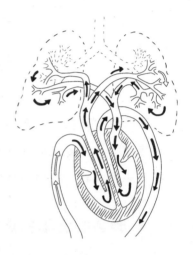

★ 肺心病的演变过程

　　由于支气管炎不断发作，甚至引起支气管周围炎和肺间质炎症，波及到附近的肺动脉和支气管动脉，致使这些动脉的管壁增厚，管腔变得狭窄，就会引起肺动脉压力增高，进而引起右心室和右心房肥大，发展成为阻塞性肺气肿，最后导致肺心病。支气管炎→肺气肿→肺心病这就是本病演变的三个阶段。

> 🖱 **温馨提示：肺气肿是怎么发生的？**
>
> 　　慢性支气管炎反复发作，支气管黏膜充血水肿，大量黏液性渗出物阻塞小气道，气道不通畅造成肺泡间隔断裂，影响气体交换功能就会出现肺气肿。

自查

★ 肺源性心脏病的临床表现

　　◆ 肺心功能代偿期：主要表现为原发病的特征，如慢性阻塞性肺疾病的慢性咳嗽、咳痰、喘息和气短，哮喘的反复喘息，肺结核的咳痰、咯血、乏力、消瘦等。

◆ 肺心功能失代偿期：出现呼吸衰竭的症状，如呼吸困难、心慌、胸闷、发绀，严重时可有肺性脑病的神志改变。初为右心衰竭，也可出现左心衰竭。表现为气短、尿少、发绀加重、上腹胀痛等。

◆ 呼吸道原发症状：咳嗽、咳痰和气短三大症状为主要表现。每逢寒冷季节，病情易出现急性发作，咳嗽加剧，痰量增多并转为黄色。急性发作控制后转为缓解期，则咳嗽减轻、痰量减少，痰由黄转白、变稀。当病情继续进展，肺气肿程度加重，临床上逐渐出现气短症状，开始仅是活动量大时感到气短、劳动时耐力下降，逐渐发展到日常起居轻微活动就出现气短症状；严重时，甚至在静坐时或平卧时亦感气短。在严重呼吸困难时，患者被迫坐起，称为端坐呼吸。

◆ 呼吸衰竭症状：呼吸衰竭主要由严重缺氧及二氧化碳潴留所引起，是肺功能不全的晚期表现。一般来说，肺心病先有缺氧，后有二氧化碳潴留，二者症状常常互相交叉，最后二者合并出现。慢性缺氧症状主要表现为：气短、胸闷、心慌、食欲缺乏和疲乏无力，并有发绀；二氧化碳潴留早期多无症状，但当二氧化碳分压超过 60mmHg 时，大多先有头胀、头痛、多汗等征象，然后接着出现神经系统症状，往往夜间失眠，白天嗜睡，并有幻觉、神情恍惚等肺性脑病前驱症状。

◆ 心力衰竭症状：主要表现为右心衰竭症状，早期表现为咳嗽、气短、心慌、下肢踝部轻度水肿。当右心衰竭加重时，逐渐出现明显呼吸困难、尿少、上腹胀痛以及食欲缺乏、恶心、呕吐等消化道症状；心率持续增快，发绀、肝大以及周身水肿现象亦加重，并可见腹水。

◆ 并发症症状：由于缺氧和二氧化碳潴留所致胃肠道黏膜糜烂、坏死和渗血，或因较长时间使用激素诱发溃疡，可引起呕血、便血，肺性脑病（一种由慢性支气管炎并发肺气肿、肺源性心脏病及肺功能衰竭，导致脑组织损害及脑循环障碍的疾病）的出现，往往是预后不良的征兆。由于严重感染或心力衰竭可出现休克、血压下降。还可源于弥散性血管内凝血而出现皮肤黏膜出血和其他部位出血。肾功能障碍可致原有少尿、水肿进一步加剧。酸碱失衡可致口渴、尿少、神经及消化症状，有的可出现心律紊乱。

自防

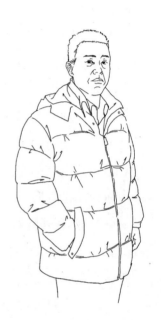

★ 预防肺源性心·脏病日常生活需要注意

◆ 加强锻炼，提高机体抗病能力，积极治疗支气管及肺部疾患，防治感冒。

◆ 生活规律，顺应自然，秋冬季节转换时注意保暖，避免受风寒而诱发病情。

◆ 宜进食高热量、高蛋白且易消化的食物。有心力衰竭者应控制食盐、水的摄入，忌烟酒。

★ 及时发现肺源性心·脏病的前兆在于对身体的细致观察

冷空气的刺激使呼吸道的抵抗力下降，容易引起呼吸系统感染，导致病情加重。这时应注意：

◆ 观察痰色，防感染。

痰色变化	感染情况
无痰或白色泡沫样痰	无呼吸道感染
痰量增多，特别是出现黄色脓性痰	支气管或肺部感染

◆ 根据脉搏来看心律。以下任意情况均应请医生诊治，不宜自行处理。

脉搏情况	心律情况
脉搏超过 100 次/分	缺氧或心力衰竭
脉搏跳动不整齐，时快时慢，时强时弱	心律失常

◆ 对缺氧程度的判断。中度以上缺氧建议住院观察治疗。

皮肤颜色	缺氧程度
无发绀	无缺氧或缺氧很轻
指甲、口唇和耳垂有发绀	重度缺氧

◆ 肺功能判定。

休息	重体力劳动	是否出现呼吸困难	肺功能判定
√	—	×	较好
—	√	√	
√	—	√	较差

休息时没有明显呼吸困难现象，从事较重体力劳动时才感到呼吸困难，说明肺功能较好；而安静休息时也感到呼吸困难，表示肺功能极差，需要住院治疗。

◆ 用药。尿量减少合并水肿、不能平卧时表示心力衰竭，可适当服用利尿药和强心药。服用强心剂如地高辛和毒毛花苷 K（又称洋地黄毒苷）等药物的患者，应警惕洋地黄中毒。如出现恶心、呕吐，视物呈黄色或绿色，脉搏不整齐或变慢，每分钟低于 60 次，则是洋地黄中毒的表现，此时应立即停药并请医生诊治。

★ 吸烟对人体健康的危害是人尽皆知的，它是肺心病等疾病的重要致病因素。一支烟中含尼古丁 5.15mg、氨 1.6mg、氰酸 0.03mg，烟雾中还含有 3%～6% 的一氧化碳。大量事实证明，尼古丁对呼吸系统、心血管系统的毒性很明显，它可以渗入肺部神经，影响呼吸系统的正常运行。吸烟时所产生的尼古丁和一氧化碳可加速动脉粥样硬化和血栓形成；促使儿茶酚胺和血管升压素（又称加压素）分泌增多，使心率加快、心律失常。长此以往就会造成呼吸困难、肺部功能降低，从而导致肺心病。

温馨提示：吸一支烟会使身体出现哪些变化？

研究表明，吸一支烟后，人体会发生如下变化：皮肤温度降低，毛细血管收缩，心率每分钟增加5～20次。由此可见，吸烟对人体的危害极大。

有些"老烟枪"之所以没有觉得身体有什么异常，是因为这些人的身体对尼古丁已经有了一定的耐受性，所以一时没有发生急性中毒。但日积月累地吸烟已经对身体造成了伤害，所以隐患一旦发作，则势不可当，身体可能在短期内就面临崩溃的危险。

★ 戒烟是一个艰苦的过程，但为了健康着想，戒烟仍要从速。因为即使戒烟，身体要恢复到正常人的水平也还需很长时间。

★ 戒烟后身体会发生怎样的变化

以下是一份报告，说明了烟民在戒烟前吸最后一支烟后，身体恢复的时间数据：

20分钟后	血压降至此次吸烟前水平,脉搏恢复正常,手脚温度正常
8小时后	血液中的一氧化碳含量降到正常,血中氧气含量升到正常
24小时后	发生心脏病猝死的危险开始下降
48小时后	神经末梢开始再生,嗅觉及味觉开始恢复
2周至3个月后	循环获得改善,行走能力增强,肺功能可增加30%
1~9个月后	咳嗽、鼻窦充血、疲劳、气短等问题开始减轻,肺上皮细胞纤毛再生,黏液排出能力增强,感染减少,总的精力增加
1年后	冠心病、肺心病等发病的危险已降到吸烟者的50%
5年后	原来每天吸一包烟的烟民此时肺癌发病率下降近50%,中风(现称脑卒中)发病危险在戒烟后5~15年时间会降到非吸烟者水平;发生口腔癌、喉癌及食管癌的危险降到吸烟者的50%
10年后	肺癌发病率相当于不吸烟者,癌前细胞已被正常细胞取代;发生口腔癌、喉癌、食管癌、膀胱癌、肾癌及胰腺癌等的危险性下降
15年后	发生冠心病、肺心病的危险与不吸烟者相同

因此,吸烟者要彻底戒烟,甚至不要和吸烟者一起叙谈、下棋、玩牌等,被动吸烟对肺心病患者同样有害。

自养

★ 肺源性心脏病患者的保养要注意

肺源性心脏病简称肺心病,是由慢性肺部疾病引起的右心衰竭,病根在肺,恶果却在心。肺心病患者日常生活中应注意:

◆ 注意季节变换，尤其是在冬天的时候，注意保暖。

◆ 防止上呼吸道感染。肺心病急性发作多由上呼吸道感染诱发，因此，凡有肺心病或慢性支气管炎的患者，都应严防上呼吸道感染。平时要加强锻炼，多到户外空气新鲜的环境中进行呼吸运动，增加肺活量，增强机体免疫力；同时注意御寒，防冷空气刺激。

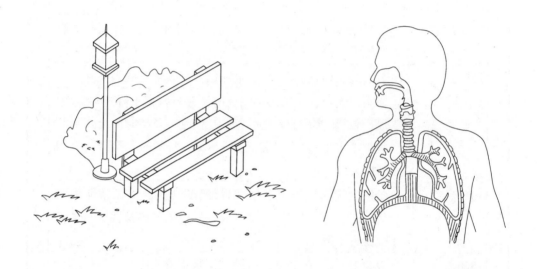

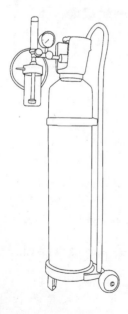

◆ 保持呼吸道通畅。通气障碍是肺心病加重的主要因素，所以必须设法保持呼吸道通畅。痰咳不出，会加重呼吸道阻塞。蒸气的吸入有利于润湿呼吸道，稀释稠痰，以利咳出，或用吸痰器不断将痰液吸出，保持呼吸道通畅。

◆ 家庭吸氧治疗。肺心病加重期的氧疗原则是：长期、持续、低浓度加温湿化吸氧。一般应每天持续16小时以上，持续4周，间歇应在白天，睡眠时不要间断。家庭吸氧可以明显改善肺心病状况，效果显著。

◆ 减轻心脏负担。肺心病加重期有大部分的患者发生心力衰竭，是肺心病死亡的重要原因，因此应给心脏减负，保护好心脏。患者应绝对卧床休息；不能平卧，可取半坐位或前倾坐位，周围用被子垫好，感到舒服，不疲劳。

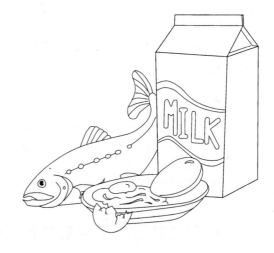

◆ 加强饮食调养。肺心病患者因为呼吸不畅，其所消耗的能量要比正常人大 10 倍，又因内脏淤血、水肿而食欲极差，吸收不佳，这就形成了恶性循环。多数患者营养不良、体重减轻，出现低蛋白血症，免疫力低下，容易导致感染，加重病情。因此，调节肺心病患者的饮食营养是十分重要的。应食用优质蛋白（蛋、奶、鱼等）、富含维生素、易消化的饮食；同时不要过度限盐，因为低盐可加重乏力、食欲缺乏，甚至恶心、呕吐，加重营养不良。

◆ 肺源性心脏病患者不可忽视口腔卫生。

肺心病患者口腔中常有较多的有害细菌，会加大肺部感染的机会，导致肺心病的急性发作。因此，肺心病患者对口腔卫生千万不可掉以轻心，可常用银花藤熬水漱口、刷牙，清除口腔内的致病原。洗漱宜用温水、并保持室内空气流通。

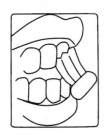 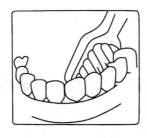 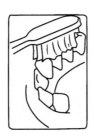 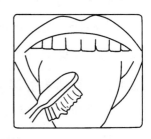

◆ 过热或过凉的水都会刺激皮肤、口腔，引起皮下血管和咽喉部神经、血管的收缩，从而影响康复进程。通常，用 30~35℃的温水洗脸、漱口为宜。

◆ 晚上休息时的室内空气会由于窗户紧闭而流通不畅，积存的二氧化碳较多，不利于患者的康复。因此，出于对肺心病患者考虑，每天早上都应打开窗户，以换进新鲜空气。

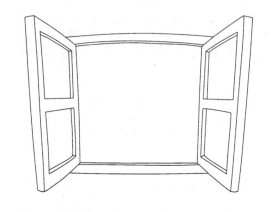

★ 肺源性心脏病患者在运动健身时需要注意

◆ 肺源性心脏病患者的健身运动需遵循循序渐进的原则

开始应选择强度较低的轻微柔和性运动。重症肺源性心脏病患者只能从散步开始，运动前数呼吸次数和脉搏，步行百步后再数，如果呼吸超过 30 次/分、脉搏超过 100 次/分，即应停止运动。坚持 1 周后，如果呼吸、脉搏减少，再增加步行距离 50 步，如无不适，以后每周每次增加 50 步，直到每次步行 1 公里而没有任何不适。

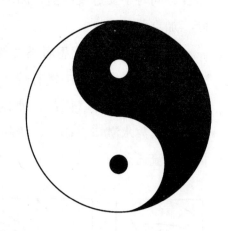

坚持数周后，考虑增加太极拳项目。第 1 周学 5 式，打 2 遍为止，查呼吸、脉搏有没有超标，没超标可以每日 2 次，维持 1 周；第 2 周每次增加 1 式，以后每周每次增加 1 式，直到学完 24 式。其他活动也要循序渐进，以此类推。

肺源性心脏病患者在运动前进行体检有什么好处？

其实在开始运动锻炼之前，应该做正规体检，然后由医生开出"运动处方"，按照自己的健康状况选择最合适的运动项目，规定运动时间和强度。这种做法对呼吸系统慢性病患者更为重要。检查能了解患者的肺活量、肺内血氧交换情况以及心肺功能等指标，从而保证患者的健身运动安全和有效。

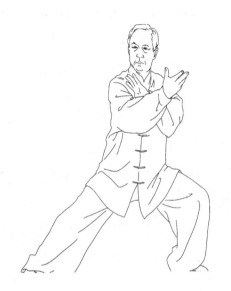

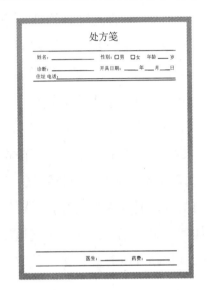

处方笺

姓名：_____ 性别：□男 □女 年龄 ____ 岁
诊断：_____ 开具日期：____ 年 ____ 月 ____ 日
住址 电话：_____

医生：_____ 药费：_____

◆ 短暂缺氧性训练对慢性肺源性心脏病患者的好处

为什么要进行短暂缺氧性训练？肺心病患者的显著特点是肺内氧气交换不足，难以提供充分的氧以保证"有氧运动"的锻炼。然而，进行短暂的"缺氧运动"可以增加体内二氧化碳蓄积，起到刺激呼吸、锻炼呼吸肌的作用。

缺氧运动如何进行？其指标就是在呼吸达到 30 次/分左右后，就不再增加运动量，使其从 30 次/分降至 20 次/分左右。这种适度的缺氧锻炼，对慢性肺心病患者有一定好处，但要注意在急性发作期不宜采用。

◆ 肺源性心脏病患者可以锻炼自己的呼吸肌

呼吸肌的锻炼可以改善肺的呼吸功能，减少呼吸

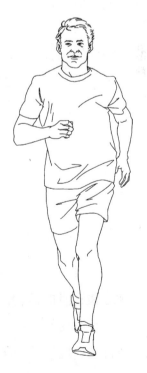

困难的程度。每日锻炼2次，每次10~20分钟，只要坚持，一定会收到效果。具体方法如下：

（1）腹式呼吸。目的是放松高度紧张的呼吸肌，发挥腹肌的作用，增加膈肌的活动度，提高运动时的最大通气量，减少呼吸功耗和改善气体分布。横膈肌每下降1厘米，就可增加250~300ml的空气。半年的锻炼，可以使横膈肌的活动增加3~4厘米，就可以增加1升左右的换气量。腹式呼吸的锻炼方法是采取立位（亦可坐位或仰卧位），一手放于前胸，一手放于腹部，以通过手感来了解呼吸运动情况。做腹式呼吸，吸气时尽量挺腹，胸部不动；呼气时腹部内陷，尽量将气呼出。呼吸须按节律进行，吸与呼时间比为1：2或1：3。

（2）缩唇呼吸。用鼻吸气，用口呼气，呼气时口唇收拢，做吹口哨样，胸向前倾，要求深吸缓呼，不可用力。每分钟保持呼吸7~8次。缩唇呼气可增加呼气出口阻力，保持小气道压力，防止小气道狭窄陷闭，对降低动脉中的二氧化碳分压有益，是一种减轻气急和改善通气效率的有效方法。

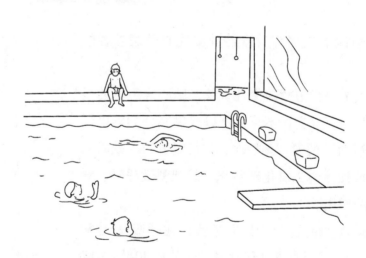

另外，经常游泳会增加肺活量和改善肺功能。对于肺心病患者来说，游泳是最适宜的运动。即使不游泳，仅站在没胸的水中，水压也会锻炼呼吸肌。夏秋游泳可明显减少冬季慢性肺源性心脏病的发作。当然，有室内游泳条件者，能坚持一年四季游泳更好。

★ 肺源性心脏病患者要注意盐的摄入，不能多，也不能少

民间有一种说法："防咳喘，少吃盐"。因而大多数慢性肺心病患者，即使大量出汗，失水、失盐，也不敢吃咸；而有些治疗方案只注意补充葡萄糖或利尿，致使盐分丢失。以上因素，不仅会引起低钠，还会引起低氯、低钾，导致电解质平衡紊乱、低渗血症发生。患者会因出现严重疲乏无力、食欲缺乏、恶心、呕吐，甚至脑细胞水肿而导致意识障碍；长期禁盐，还会使患者营养不良，免疫功能下降，使病情进一步恶化。据国内报道，肺心病患者中约1/3并发低渗血症。所以，肺心病患者如无明显水肿和心力衰竭，不要过度限盐，每日可摄入盐6g左右；因水肿、心力衰竭用利尿剂时，不要连续超过3天；补液时，不可只输入葡萄糖，应同时补充生理盐水和氯化钾，及时纠正水、电解质平衡紊乱，并注意加强患者营养，应给患者以富含优质蛋白、维生素、易消化的饮食，以增强患者的抗病能力。

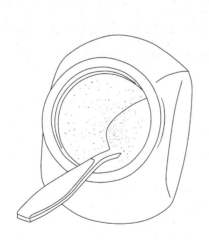
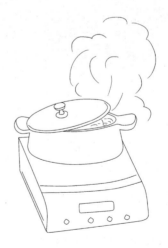

温馨提示：如何做到烹调时少摄入油脂

◆ 变换烹调方式

夏天多吃凉拌蔬菜、凉拌豆制品。在菜中放少许香油即可。冬季可多吃水煮菜。

◆ 吃炒菜时，少放油

以菜炒熟出锅后盘子上不见油星为宜，再调少许香油以增加口感。

◆ 炒菜时油温不宜过高

专家认为，植物油（不饱和脂肪酸）经过加热后所产生的聚合物，有可能对肝脏、生殖器官造成损害，还具有致癌作用。所以，肺心病患者尽量不吃或少吃油炸食品，更不要用炸过食物的油炒菜。

◆ 炒瘦肉时先煮一下

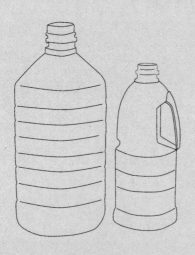

一般炒瘦肉要用很多油才能将瘦肉煎炒熟，可以先将瘦肉煮熟后再切成丝和片待用，同蔬菜一起下锅炒，既减少了油脂摄入，味道也不错。

◆ 要控制食用油的摄入量

在中国营养学会制订的《中国居民平衡膳食宝塔》中，专家建议成年人每人每天摄取的食用油为25~30g。

◆ 将大油瓶改为小油瓶，这样用油时便于控制

将食用油装入带有刻度的油壶以便精确掌握用量。以平常喝汤用的小白瓷勺来度量，25g食用油相当于两勺半。

心　衰

　　心衰，全称为心力衰竭。心力衰竭是各种心脏疾病导致心功能不全的一种综合征，体现为心脏泵血功能障碍，也就是心肌的舒张和收缩功能不全。

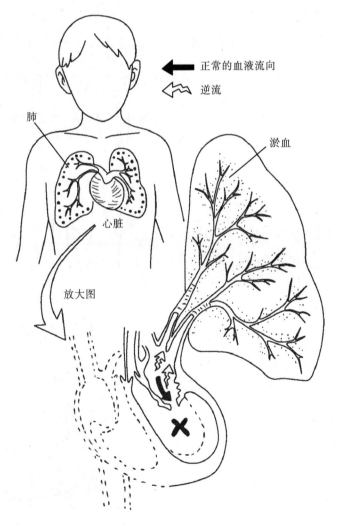

左心功能不全

心脏像一个永不休止的泵一样，把血液泵往全身，当心肌收缩力下降，导致心排血量不能满足机体代谢的需要，就会产生器官、组织血液灌注不足，同时出现肺循环和（或）体循环淤血的表现。而有时心肌收缩力尚可使心排血量维持正常，但由于异常增高的左心室充盈压，使肺静脉回流受阻，会导致肺循环淤血。

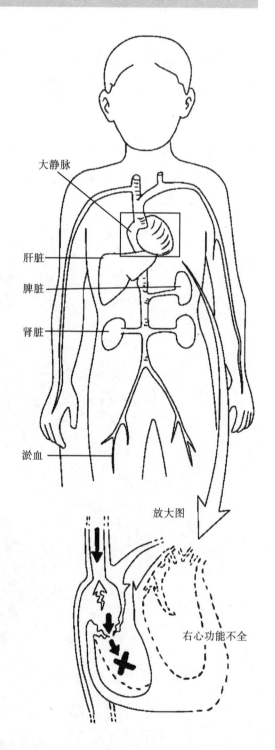

大静脉

肝脏

脾脏

肾脏

淤血

放大图

右心功能不全

如果右心室收缩力减弱，血液积存在右心室，那么从全身汇集而来的静脉血液就无法流入心脏，会造成静脉系统淤血。

★ **心衰产生原因：几乎所有类型的心脏、大血管疾病均会引起心力衰竭。**

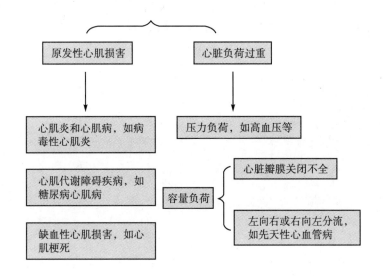

★ **心衰的诱因主要有以下几种**

◆ 劳累过度

健康人的心脏有代偿能力，也就是心脏的排血量会随着体力活动的增加而增加。但是有心脏类疾病的患者由于心脏功能代偿能力低，心脏的排血量不是增加而是减少，这样就会导致心肌缺血、缺氧致使心力衰竭。

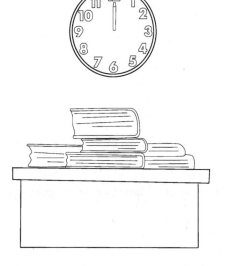

◆ 感染

心脏病患者可能因为各种感染而诱发

心力衰竭。这是因为感染可以增加患者的基础代谢，增加耗氧量，心脏就需要相应地增大排血量，这样就会加重心脏负担导致心力衰竭。

◆ 情绪波动

情绪波动也是导致心力衰竭的一大诱因。不稳定的情绪会使心率加快，导致心肌耗氧量的增加，心脏负担加重导致心衰。

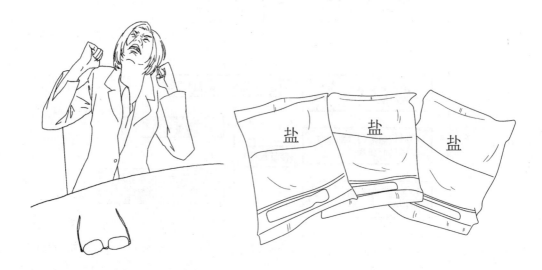

◆ 饮食不当

常见的是钠盐摄入过多。心脏病患者在心功能状态不好的时候，身体的水钠代谢功能减退，钠盐摄入过多容易引起水钠潴留，血容量增加，加重心脏负担。

◆ 心律失常

◆ 妊娠与分娩

女性心脏病患者，即使没有心力衰竭的临床表现，也可能在妊娠后期或分娩时由于心脏功能低下而加重心脏负担，最终导致心力衰竭。

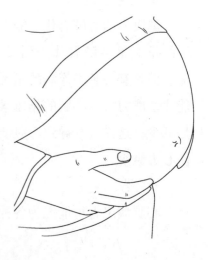

自查

★ 心力衰竭的症状

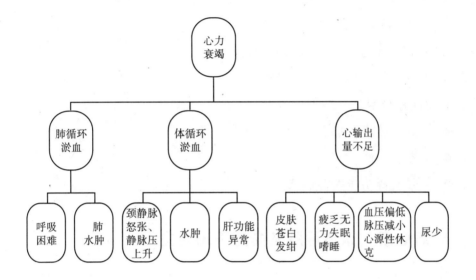

心力衰竭
├─ 肺循环淤血
│   ├─ 呼吸困难
│   └─ 肺水肿
├─ 体循环淤血
│   ├─ 颈静脉怒张、静脉压上升
│   ├─ 水肿
│   └─ 肝功能异常
└─ 心输出量不足
    ├─ 皮肤苍白发绀
    ├─ 疲乏无力失眠嗜睡
    ├─ 血压偏低脉压减小心源性休克
    └─ 尿少

★ 心衰前兆

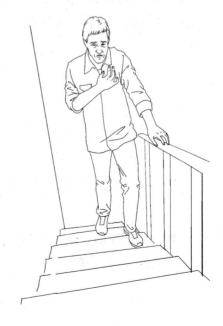

◆ 一般体力活动时患者即感到疲劳、四肢无力，休息后则能减轻或消除。在进行稍剧烈的活动时，如走平路稍快些、上楼的速度稍快时则出现呼吸困难，需要停下来休息一段时间再继续前进。

临床上左心衰最为常见，单纯右心衰较少见。心力衰竭主要表现为：

★ 左心衰：以肺淤血及心排血量降低表现为主

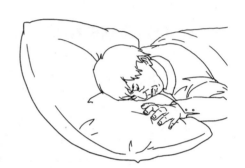

◆ 疲劳、乏力、嗜睡、烦躁

◆ 夜间睡眠时总觉得枕头低

◆ 呼吸困难是左心衰竭的常见症状，自感呼吸费力、气短、频率加快、鼻翼煽动。可分为缓进性劳力性呼吸困难、阵发性呼吸困难、端坐呼吸。

◆ 咳嗽、咳痰、咯血。

◆ 头晕、心悸。

◆ 少尿及肾功能损害症状。

★ 右心衰：以体静脉淤血的表现为主

◆ 胃肠道淤血引起的不思饮食、恶心、呕吐、腹胀、便秘、上腹不适感。

◆ 肾脏淤血引起肾功能减退，使夜间尿量增多。

◆ 肝脏淤血肿大引起右上腹部饱胀感、不适感，肝区疼痛。

◆ 腹水，见于右心衰竭晚期。

◆ 呼吸困难。

◆ 发绀明显，出现于指（趾）甲端、面颊、耳垂部等。

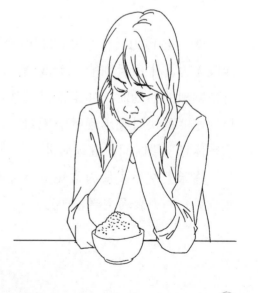

◆ 下垂部位水肿。起床活动者，水肿在足踝及胫骨前明显，严重右心衰竭患者，呈全身持续性水肿，如四肢、背部、臀部、外生殖器等。

◆ 颈静脉怒张

◆ 少数患者会有头晕、无力、头痛、烦躁不安、精神恍惚、嗜睡等症状。

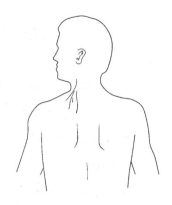

自防

目前临床上"心功能不全"一词常用以表明经器械检查（如超声心动图等）提示心脏收缩或舒张功能已不正常，而尚未出现临床症状的状态。伴有临床症状的心功能不全称为心力衰竭。

患有基础心脏疾病的人需要注意，如果出现【自查】中的情况，应立即去医院就诊。

★ 预防心衰需要注意

◆ 积极防治各种器质性心脏病。

◆ 避免各种心力衰竭的诱发因素。

防治呼吸道感染、风湿活动，避免过劳，控制心律失常，限制钠盐，避免应用抑制心肌收缩力的药物，对妊娠前或妊娠早期已有心功能不全者应节制生育。

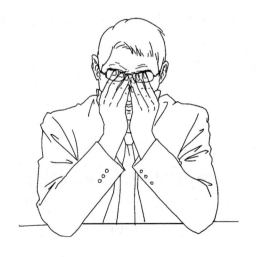

◆ 积极防治影响心功能的合并症，如甲状腺功能亢进、贫血及肾功能不全等。

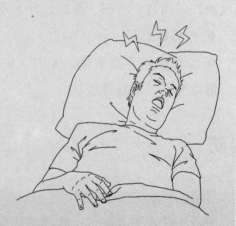

温馨提示：为什么打呼噜容易心力衰竭呢？

　　打鼾俗称"打呼噜"，是由于呼吸过程中气流高速通过上呼吸道的狭窄部位时，振动气道周围的软组织发出声音而引起的。鼾声大且节律变化很大，有时声音高达80分贝，不亚于大街上的汽车噪声。

　　有研究表明：平时经常打鼾的人更容易发生心力衰竭。在导致心力衰竭方面，打鼾的严重性甚至相当于吸烟和糖尿病。因此，医学专家提出忠告，如果1周以内打鼾的次数超过3次的话，就有必要去医院接受治疗。

自养

★ 心衰患者在日常生活中应注意

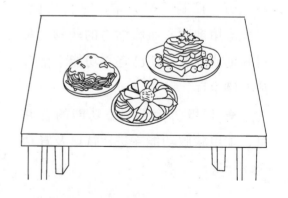

　　◆ 合理用餐：应严格按医嘱用餐，并应熟悉常用食物的毒性作用，这样有利于不良反应的早发现、早就医、早处理。

　　◆ 合理休息：休息是减轻心脏负担的重要方法，可使机体耗氧明显减少，急性期和重症心力

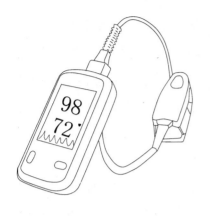

衰竭时应卧床休息，待心功能好转后应下床做一些散步、打太极拳等活动，但要掌握活动量，当出现脉搏>110 次/分或比休息时加快 20 次/分，有气急、心悸、心绞痛发作时，应停止活动并休息。

◆ 减少诱因：感染是诱发心力衰竭的常见原因，一些体弱患者感染时症状不典型，仅表现为食欲缺乏、倦怠等，应密切观察病情变化，预防心力衰竭发生。

◆ 自我监测：心力衰竭患者应学会自我监测，以便对出现的各种症状和所用食物的毒性作用及时发现，如出现气短、夜间憋醒、咳泡沫状痰、咳嗽加重、乏力、嗜睡、烦躁等，可能为心力衰竭的表现，应及时就医。

◆ 皮肤护理：慢性心力衰竭患者常被迫采取右侧卧位，所以应加强右侧股骨隆突处皮肤的护理，预防压疮。

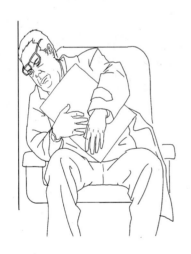

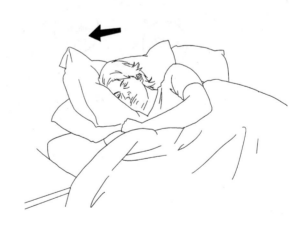

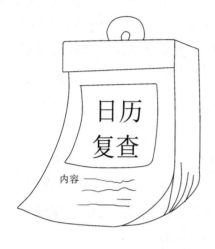

◆ 定期复查：应定期抽血复查地高辛浓度和血钠、血钾、血镁及尿素氮、肌酐等，并定期复查心电图。心功能测定可每3个月检查1次。检查体重及水肿状况，根据病情由医师决定食物是否需要调整。

◆ 合理饮食：饮食在心功能不全的康复中占重要地位，其原则为低钠、低热量、清淡易消化、含足量糖类和维生素及无机盐的饮食，适量禁烟、脂肪、酒。还应少食多餐，因饱餐可诱发或加重心力衰竭。

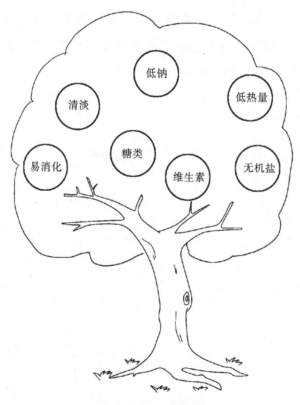

心衰患者合理饮食

深静脉血栓

★ 静脉的概念及特点

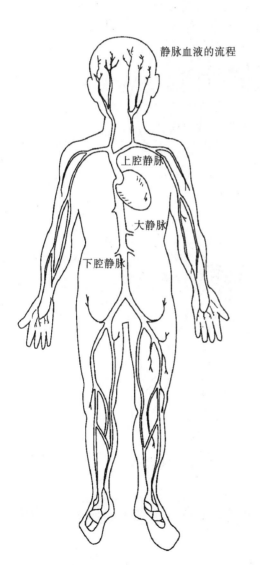

静脉血液的流程

上腔静脉

大静脉

下腔静脉

静脉是输送血液回到心脏的血管，起于毛细血管，在回心过程中逐渐汇合成各级静脉，大静脉最后注入左、右心房。大的静脉与相应的动脉比较，具有数量较多、口径较粗、管壁较薄的特点，所以其容纳的血液也更多，扩张性更好，较小的压力变化就可以使其容积发生较大的变化。由于静脉管壁较薄，平滑肌和弹力纤维均较少，缺乏收缩性和弹性，所以静脉内的血流速度较慢。安静状态下，整个静脉系统容纳了全身循环血量的 60% ~ 70%，起着血液贮存库的作用，因此医学上也将静脉称为"容量血管"。

★ 血栓产生的过程

血管中的血凝块就是血栓，它会将血管部分堵塞或完全堵塞起来。在接近躯体表层的浅静脉中的血栓形成，会造成血栓性静脉炎。但如果血凝在深静脉中形成，其结果就叫深静脉血栓。

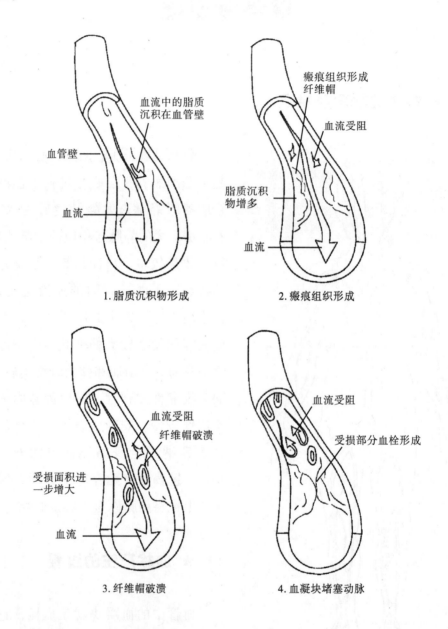

1. 脂质沉积物形成

血管壁

血流

血流中的脂质沉积在血管壁

2. 瘢痕组织形成

瘢痕组织形成纤维帽

血流受阻

脂质沉积物增多

血流

3. 纤维帽破溃

血流受阻
纤维帽破溃

受损面积进一步增大

血流

4. 血凝块堵塞动脉

血流受阻

受损部分血栓形成

临床上静脉血栓形成有许多原因。虽然这种病经常发生在腿部及下腹部，但也可发生在身体任何部位。

★ 深静脉血栓的形成原因

人体的静脉分浅静脉和深静脉两个系统，平常我们能看到的"青筋"即是浅静脉，而深静脉之所以形容为"深"就是因为它所处位置较深，通常位于肌肉之间，是不能用肉眼看到的。深浅两静脉系统的作用就是将组织利用后的静脉血回流到心脏，形象地说，二者就像人体的血液回收管道，把身体组织利用过了的血液送回到指定的地方——心脏。

其中，深静脉系统的作用远大于浅静脉系统。深静脉内的血液在深静脉腔内不正常地凝结、堵塞血管，就会形成血栓。在所有的静脉中，因为双腿的静脉距离心脏最远，而且人类的直立还导致双腿的静脉血要克服重力才能回到心脏，所以人体双腿的深静脉最容易形成血栓。

自查

深静脉是静脉血液回流的主要通路，一旦因血栓形成阻塞管腔必然引起远端静脉回流障碍。深静脉血栓形成的症状根据发病部位分述如下：

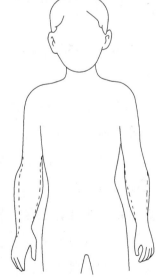

★ 上肢深静脉血栓的症状

◆ 前臂和手部肿胀、胀痛、手指活动受限，发生在腋—锁骨下静脉汇合部者肿胀范围累及整个上肢，伴有上臂肩部锁骨上和患侧前胸壁等部位的浅静脉扩张，在下垂位时上肢肿胀和胀痛加重。

★ 门静脉血栓的症状

门静脉血栓慢性期临床多见，部分患者是由急性期转化而来，多数隐匿起病，病程从数月至数年不等，主要表现：

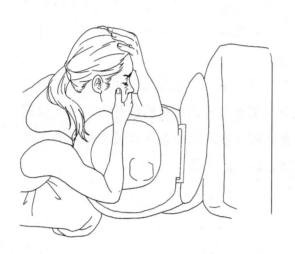

◆ 门静脉高压：上腹部胀满，肝脾大，大量顽固性腹水，食管静脉曲张和消化道出血等，常伴食欲缺乏、恶心、呕吐等。

◆ 门静脉血栓的症状还包括因下腔静脉堵塞，导致下腔静脉高压，出现特有的侧胸腹壁静脉曲张，血流方向呈典型的自下而上，伴双下肢水肿，下肢静脉曲张及小腿

色素沉着、溃疡。因下腔静脉堵塞，回心血量不足，患者行走、负重登楼时有心悸、气短、胸闷等。

★ 下肢深静脉血栓的症状

大约半数下肢深静脉血栓患者完全没有症状。当深静脉血栓引起严重炎症和血流梗阻时，可能出现：

◆ 水肿：由于血栓累及的深静脉部位不同，水肿可能出现在脚、踝关节，如果静脉阻塞部位较高，水肿可累及小腿，甚至大腿。站立或坐位时因重力作用可致下午及晚上水肿加重。夜间休息时腿部处于水平位，因此早晨水肿减轻。如果血栓蔓延整个下肢深静

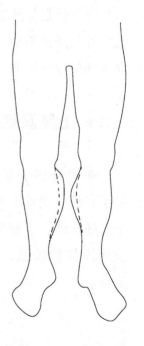

脉系统，使下肢深静脉完全处于阻塞状态，患肢张力增高，小腿凹陷性水肿显著，腓肠肌饱满、紧韧。

◆ 疼痛：股三角、腘窝、小腿均有明显压痛，常伴有发热、脉率加快和患肢皮肤温度增高，又称股白肿。如病程继续进展，肢体极度肿胀，对下肢动脉造成压迫以及动脉痉挛导致下肢动脉血供障碍，出现足背动脉和胫后动脉搏动消失，进而小腿和足背往往出现水泡，皮肤温度明显降低，并呈青紫色（股青肿），如不及时处理可发生静脉性坏疽。

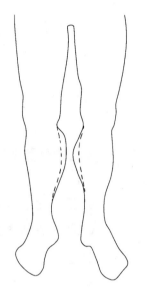

◆ 溃疡：变色的皮肤容易破损，即使是轻微的损害，如搔抓、碰撞也可导致皮肤损伤，形成溃疡。

◆ 皮肤变色：深静脉血栓的一个迟发症状是皮肤色素沉着，常发生在踝关节以上，原因可能是红细胞从扩张的静脉渗入皮肤。

温馨提示：什么是闭塞性动脉硬化行走试验?

令患者在一定时间内做一定速度的原地踏步，直到出现跛行症状为止。根据肌肉酸痛、疲劳及紧固感出现的部位及时间，可初步提示病变的部位及严重程度。

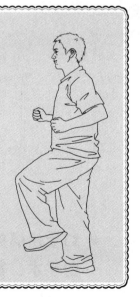

自防

★ 预防深静脉血栓需要注意

造成血管内血栓形成的三大元凶是: 血液高凝状态、血液流速缓慢、血管内膜损伤。

★ 对于我们一般人群应注意

◆ 最简便的做法是不要长时间静坐或静卧, 多运动以加快血液循环。

◆ 在不方便离座的时候, 也应该在座位上做一些运动, 收缩下肢肌肉、挤压小腿肚等。

◆ 另外, 要多喝水, 一来保持水分, 防止脱水造成血液高凝, 二来增加上厕所次数, 增加活动。

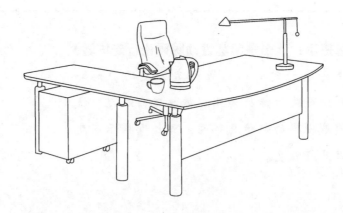

★ 对于疾病的高危人群, 如久病卧床、外伤或骨折、较大的手术、妊娠、分娩等需要卧床的人群则需要注意

◆ 住院患者, 即使是刚刚手术后, 也要多下床活动, 这不但可以预防深

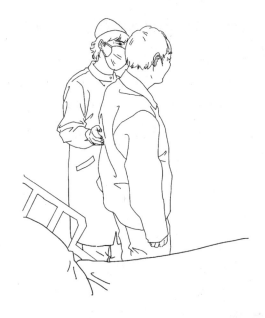

静脉血栓，同时有利于心肺功能恢复，增加胃肠蠕动，减少肺炎和便秘的发生。

◆ 对于实在不能下床的患者，适当采取医疗措施之外，我们自己还可以穿医用弹力袜或弹力绷带，对小腿进行挤压等措施。对于下肢骨折或关节置换的患者则更应高度重视，据国外研究，高达40%患者可在进行超声检查时发现深静脉血栓。

★ 对于那些经常长途旅行（请注意，并不仅仅局限于飞机旅行）的朋友，则有一些额外的建议

◆ 旅行时衣着及鞋袜要宽松，这样有助于血液循环。

◆ 睡眠要保持一个舒适的状态，不要两腿交叉，不要身体紧缩，因为这样会对血液系统形成挤压。

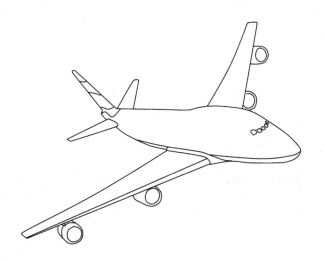

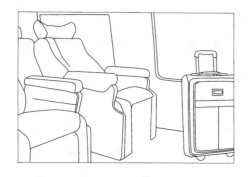

◆ 座位下不要塞满行李，让腿部有充足的活动空间。

◆ 本身处于高凝状态的旅客，旅行前应向医生咨询是否适合旅行，或应采取什么特殊预防措施，如穿长弹力袜、口服抗凝药等。

自养

★ 急性深静脉血栓患者需要注意

◆ 需卧床休息 1~2 周，使血栓紧黏着静脉内膜，并可减轻局部疼痛，促进炎症消退。

◆ 密切观察患肢周径及颜色的变化：如患肢周径不断增加，说明静脉回流受阻；颜色加深，温度升高说明出现感染，应及时通知医生，积极处置。

◆ 抬高患肢：卧床休息，患肢抬高略超过心脏水平，促进血液回流，减轻浅静脉内压力，使疼痛减轻。急性期嘱患者卧床休息，并抬高患肢 30°，以利静脉回流，减轻水肿。

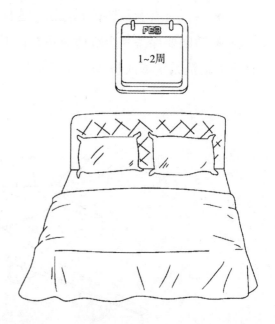

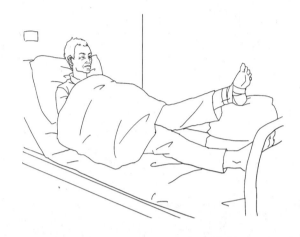

◆ 开始起床活动时需穿弹力袜或用弹力绷带，适度地压迫浅静脉，以增加静脉回流，同时维持最低限度的静脉压，从而阻止下肢水肿的发展。

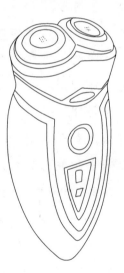

◆ 避免碰撞伤肢：在护理过程中嘱患者注意安全，严防再次碰撞伤。刷牙用软毛牙刷，可用电动刮胡刀刮胡子。

◆ 下肢静脉血栓形成最严重的并发症为肺栓塞。在此期间，避免用力排便，以防血栓脱落导致肺栓塞。如出现咳嗽、胸闷、胸痛、口唇发绀、咳痰带血等应引起高度重视，及时将情况通知医生。

★ 深静脉血栓的患者在饮食上需要注意

◆ 宜食高维生素、高蛋白、高热量、低脂食物，忌食辛甘肥厚之品，以免增加血液黏稠度，加重病情。

◆ 食用流质或半流质清淡食物，防止过硬、过咸以及辛辣刺激性食物，

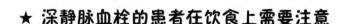

以免损伤和刺激口腔黏膜。

◆ 入睡前避免喝咖啡、浓茶等刺激性饮料，宜喝热牛奶或听轻音乐，使大脑放松，促进睡眠。

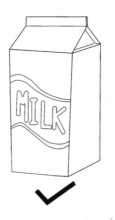
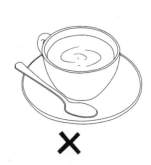

🗒 **温馨提示：心脏的工作量有多大？**

心脏从胚胎两三周开始跳动一直到寿终才停止工作。初生婴儿每分钟跳动约180次，6岁至成年人每分钟为60～90次不等。每分钟按75次计，一昼夜跳动10800次。它每跳1次即为1次脉搏。心脏每次跳动可输出50～70ml血液。

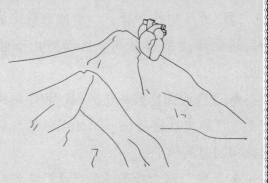

以75次/分计，每分钟输出5000ml，一昼夜输出7560L。如此推算一个人的心脏一生泵血所做的功，大约相当于将30吨重的物体向上举到喜马拉雅山顶峰所做的功，这还是在安静时的数字。如在剧烈运动的情况下，心输出量还要增加7～8倍才能供给身体各部的需要，可见心脏的工作量之大。

下肢静脉曲张

★ 在了解静脉曲张前，我们先来看看腿部的静脉是如何与心脏配合来循环血液的

腿部组织的血液经由静脉流回心脏，由于心脏能力有限，无法独立在重力作用下将血液往上泵，必须要靠腿部肌肉的负压动作帮忙。下肢静脉有深浅两组，在正常情况下，由浅部静脉所组成的一个网络，经由小静脉将腿部组织的血液回收。当肌肉松弛时，深部静脉及小静脉扩张，从浅部静脉将血液吸入。所有的深部静脉与小静脉都有单向瓣膜，单向瓣膜能防止血液流回到浅部静脉：因此当肌肉收缩时，血液顺着深部静脉向上泵往心脏。

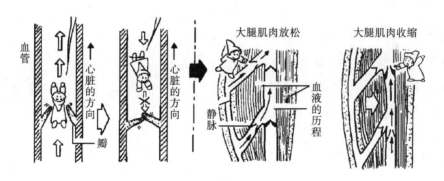

如果由于某种原因，小静脉的瓣膜失去作用，有些血液就会被泵到不该去的地方，流回到浅部静脉中来。浅部静脉在这种增大的压力下，即扩大扭曲。静脉曲张经常都是肉眼可见的，因为它就在皮肤的下面。

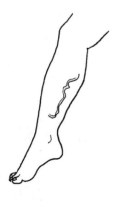

静脉曲张就是静脉变得扭曲扩张，经常发生于腿部，因站立姿势对腿部静脉构成的压力造成。所以从事久站工作的人员，如教师、餐厅服务人员、流水线工人等人

群需要格外注意。

自查

★ 下肢静脉曲张有哪些症状？

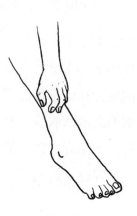

◆ 腿部有酸胀、瘙痒感，晨起症状轻，晚上加重，运动时加剧，休息或抬高患肢时症状可减轻。皮肤有色素沉着，颜色发暗，足踝可有水肿。

◆ 下肢浅表血管像蚯蚓一样曲张，明显凸出皮肤，曲张呈团状或结节状，尤以站立后明显，抬高腿后消失。

◆ 表皮温度升高，有疼痛和压痛感。

◆ 肢体有异样的感觉，肢体发冷或肢体潮热，患肢变细或变粗，皮肤有针刺感、奇痒感、麻木感、灼热感。

◆ 趾（指）甲增厚变形，生长缓慢或停止。

◆ 病程长者小腿下端踝部皮肤有色素沉着、瘙痒、湿疹，部分患者可并发血栓性静脉炎，局部呈红、肿、硬块、压痛，曲张静脉易损伤发生出血或感染形成溃疡。

◆ 坏疽和溃疡产生。

温馨提示：坏疽

与细菌感染无关。流往某处组织的血流被堵住或是减少，就会发生干性坏疽。这种坏疽可能是由血管性疾病引起的循环不良所造成，偶尔也会由长期冻疮引起。但坏疽并不会扩散到坏死区以外的部位，当肌肉坏死时会极为疼痛并慢慢变成黑色，在坏死组织及活组织之间，会出现一条肉眼可见的分隔线。

哪些疾病会引起干性坏疽呢？

动脉栓塞

糖尿病

偶尔也会由长期冻疮引起

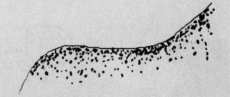

小静脉在重力及瓣膜失效的双重影响下，使供应组织的血液大为减少，造成营养不良性皮肤溃疡。只要与其相关的静脉仍然处于压力之下，溃疡就不会愈合。

另一种罕见的危害是，当曲张静脉上面的皮肤被撞破或割破，扩张的静脉就会流出大量血来。这种情况必须立刻加以治疗。

静脉曲张的最大危害是静脉壁发炎。发炎变粗的静脉壁容易发生血凝块，这会导致血栓性静脉炎。

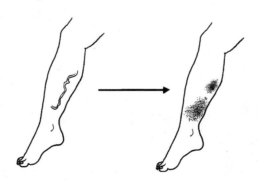

自防

★ 下肢静脉曲张多发于哪些人呢

◆ 有静脉曲张发病家族史

◆ 老年人

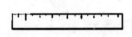

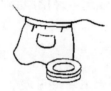
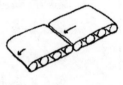

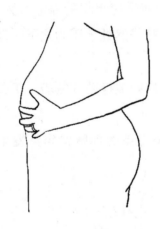
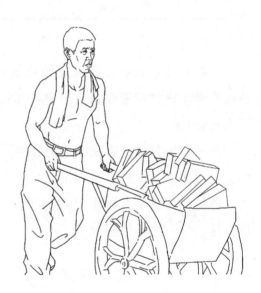

◆ 女性，尤其是孕妇

◆ 口服避孕药者

◆ 从事持久站立工作

◆ 体力活动强度高

◆ 肥胖人群

◆ 久坐少动人群

★ 清楚了下肢静脉曲张的成因，对于一些静脉曲张的高危人群，不难明白预防下肢静脉曲张需要注意

对于有单纯静脉曲张家族史者，大多数发病时间都在青春期以后不久，所以

◆ 在儿童和少年时期，应进行适当体育锻炼，增强体质。

◆ 有意识地加固静脉管壁。

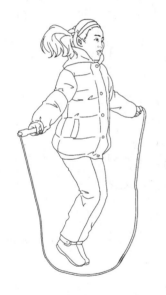

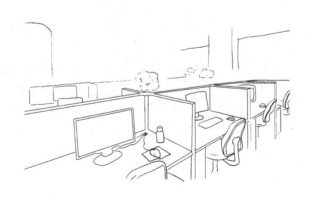

对于长期从事站立工作或强体力劳动者

◆ 宜穿用弹力袜保护浅静脉。

◆ 应经常走动，多做踝关节的伸屈活动，以减轻浅静脉的压力。

◆ 改善劳动条件，减轻劳动强度。

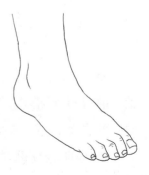

自养

★ 静脉曲张的症状比较明显，发生以上症状时应尽快去医院进行治疗。患者如果能够注意平时的生活习惯，进行自我调理，也能逐渐缓解本病的病情。

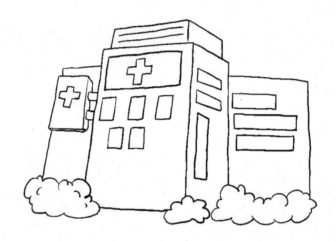

◆ 患者在饮食方面应注意多吃高纤维、低脂及富含维生素 C、维生素 E 的食物。

◆ 睡眠时把双脚轻轻垫起，促进双脚血液流动，舒缓静脉的压力。

◆ 抽烟会导致血压升高和动、静脉受到损伤，所以静脉曲张的患者应马上戒烟。

◆ 早期轻度静脉曲张的患

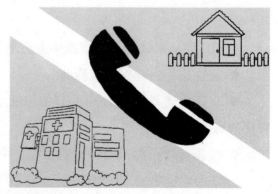

者应注意休息，避免站立过久，并抬高患腿。患肢使用弹性绷带或穿弹力袜等，这些做法都能起到很好的缓解作用。

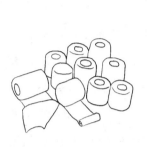 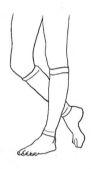 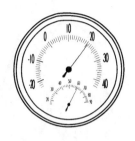

◆ 若发生静脉曲张或湿疹后皮肤瘙痒时，不可强抓，否则会导致静脉溃疡。

◆ 多参加适当的锻炼，减去多余的体重，可以减轻静脉负担，减轻疾病的症状。

◆ 避免服用避孕药、少穿过紧的衣物及高跟鞋、跷二郎腿等，对此病都有一定的缓解和治疗的作用。

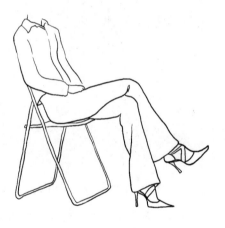

 温馨提示：肢体溃疡是怎么回事？

肢体溃疡是指发生在人体皮肤的破溃或溃烂。很多人出现肢体溃疡后，习惯性地认为是皮肤或者外科损伤在作怪。其实不然，肢体溃疡，尤其是经久难愈、不易收口的溃疡多是周围血管疾病造成。

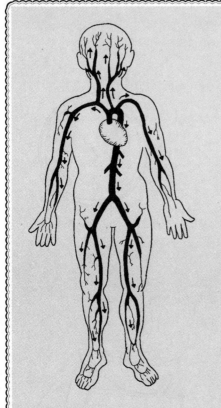

动脉性疾病好发于肢体的末端，疼痛剧烈，溃疡特点为边缘开始不规则，后来呈锯齿状，底部有灰白色肉芽组织覆盖，触之不易出血。此类疾病在早期未破之前，往往先有肢体缺血性表现：如肢体发凉、怕冷、酸胀、麻木、疼痛，夜间疼痛尤为明显。引起肢体溃疡的动脉性疾病主要有：动脉硬化性闭塞症、血栓闭塞性脉管炎、糖尿病性血管病变、雷诺氏综合征等。因动脉性疾病所致溃疡多为缺血性溃疡，故其治疗应以改善肢体的缺血状态为主。

静脉性疾病其特点为好发于小腿远端1/3的内外踝上方，溃疡浅而不规则，面积较大，触之容易出血，一般不会引起疼痛。引起肢体溃疡的静脉性疾病主要有下肢静脉曲张、深静脉回流障碍、急性深静脉血栓形成后遗症等。由于静脉性疾病所致溃疡多为淤积性溃疡，因而其治疗应以改善肢体的循环状态、促进血液回流为主。

血栓闭塞性脉管炎

　　血栓闭塞性脉管炎又称伯格病，简称脉管炎，是一种慢性、周期性加剧的全身中小动、静脉闭塞性疾病，主要累及四肢中、小动脉和静脉，以下肢中、小动脉的节段性、非感染性炎症和管腔内血栓形成，以致进行性狭窄或闭塞而产生严重症状和体征为特点的慢性疾病。本病多发于20~40岁青壮年男性。

★ 脉管炎的产生过程

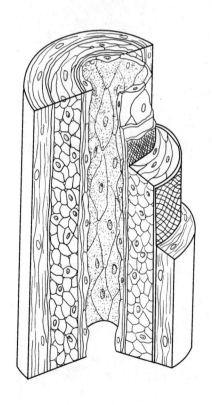

　　脉管炎是血管壁本身的一种炎症表现，与细菌感染没有关系。正常的血管为3层，分别是外层、中层和内层。外层同其他组织分开，是非常光滑的一个结构；中层是肌肉层，可以保持血管的弹性；内层很光滑，里面流淌着血液。

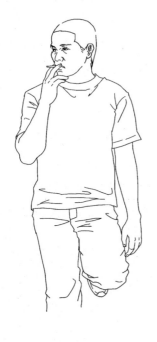

脉管炎患者的血管壁由里到外全层参与病变，内层的炎症性改变可使血管腔狭窄；中层改变使肌肉僵化，失去弹性；血管周围的神经、外膜、肌肉也同时参与炎症性改变，产生一系列症状。

脉管炎患者的高危人群是吸烟者，特别是青壮年男性居多，也多发病于精神过度紧张者、营养不均衡者及寒冷潮湿地区的居民，或者有家族遗传因素的人群。

★ 脉管炎的可能诱因

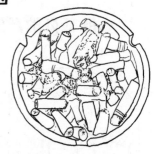

◆ 吸烟

据统计，在血栓闭塞性脉管炎的患者中，有 60%～95% 是吸烟者，并且临床观察还发现，戒烟能使病情缓解，复吸使病情恶化。但吸烟者中发生血栓闭塞性脉管炎毕竟还是少数，部分血栓闭塞性脉管炎患者亦无吸烟史。因此，吸烟可能是血栓闭塞性脉管炎发病的一个重要因素，但不是唯一的病因。

> **温馨提示：吸烟会降低药物的疗效！**
>
> 研究人员发现，吸烟会降低口服药物的疗效，因为口服药物的同时吸烟，会增加肝脏中代谢酶的活力，使药物的有效浓度降低。研究还发现，服用某些药物半小时后吸烟，药物在血液中的有效浓度仅有1.2%～1.8%，而不吸烟者则在21%～24%。因此，在用药期间应该戒烟，以免影响药物疗效。

◆ 寒冷、潮湿、外伤

在我国，寒冷的北方血栓闭塞性脉管炎的发病率比较高。流行病学调查发现，80%的血栓闭塞性脉管炎患者发病前有受寒和受潮史；部分患者有外伤史。可能这些因素会引起血管痉挛和血管内皮损伤，并导致血管炎症和血栓闭塞。

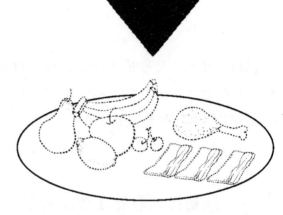

◆ 感染、营养不良

临床观察发现，许多血栓闭塞性脉管炎患者有反复的霉菌感染史。人体对霉菌的免疫反应，诱发血液纤维蛋白原增高和高凝状态可能与血栓闭塞性脉管炎的发病有关。血栓闭塞性脉管炎在经济收入和生活水平低下的人群中多见。大多数患者的饮食中缺乏蛋白质，尤其是必需氨基酸。因此，蛋白质、维生素 B_1 和维生素 C 缺乏可能与本病有关。

◆ 激素紊乱

血栓闭塞性脉管炎患者绝大多数为男性（80%～90%），而且都在青壮年时期发病。有人认为，前列腺功能紊乱或前列腺液丢失过多，可使体内具有扩张血管和抑制血小板聚集作用的前列腺素减少，并有可能使周围血管舒缩功能紊乱、血栓形成，从而导致本病。

◆ 遗传

血栓闭塞性脉管炎患者中 1%～5%有家族史。

◆ 血管神经调节障碍

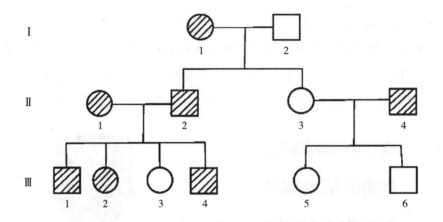

自主神经（又称植物神经）系统对内源性或外源性刺激的调节功能紊乱，可使血管容易处于痉挛状态。长期血管痉挛可使管壁受损、肥厚，容易形成血栓，从而导致血管闭塞。

◆ 自身免疫功能紊乱

★ 脉管炎与静脉血栓的关系

◆ 如果动脉（或静脉）有炎症反复发作，就有可能最终导致血栓的形成。血栓阻塞血液循环，使循环系统发生障碍，进而无法将带氧的血液运送到组织中去，缺血的组织会因此而死亡。

◆ 而在静脉中的血栓形成则会使血液无法流回心脏，于是组织会因血液淤积发生肿大。这种病可影响任何血管，但腿部是最常发生脉管炎的位置。

自查

★ 脉管炎的症状

脉管炎是一种常见病，发病初期的症状并不十分明显，所以，很多人由于粗心没有发现身体的变化，往往错过了最佳治疗时间。因此，及早发现脉管炎症状，及早去医院就诊是最重要的。

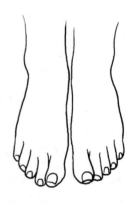

脉管炎的症状按照早、中、晚三个时期划分，有以下信号：

◆ 早期信号

（1）腿部有麻、凉、痛的感觉。患者的肢体对寒冷敏感，局部温度低，容易出汗，趾甲生长得比较缓慢。

（2）足背脉搏减弱并逐渐消失。

（3）有疲劳、小腿酸胀感。

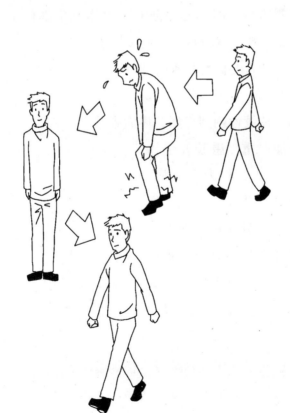

◆ 中期信号

（1）肌肉抽搐，夜间尤为明显，甚至无法休息和睡眠。

（2）运动中小腿出现疼痛

由于血栓形成，管腔闭塞，使患肢肌肉血供不足，行走一定距离后即感足弓部或腓肠肌疲乏无力、轻度疼痛、趾端麻木，停止行走即缓解或消失。

（3）出现间歇性跛行的症状：行走短距离即感足或腓部肌肉疲劳和紧张、麻木抽痛和疼痛，继续行走时症状加重，迫使跛行，静止或休息后症状即减轻或消失，再行走又复发作。

由于动脉闭塞进一步发展，组织缺血程度加重，上述症状更加显著，并因缺氧引起动脉痉挛，出现典型间歇性跛行症状。随着病情的发展，行走距离越来越短，需要休息的时间越来越长。疼痛发生部位出现在闭塞动脉远端，如主要累及股动脉、腘动脉，疼痛多发生在小腿和足部。病变动脉搏动明显减弱或消失。局部皮肤温度降低。

◆ 晚期信号

（1）静息痛，持续性剧烈疼痛，疼痛难忍。

动脉缺血更加严重，患肢处于休息状态时疼痛仍不止，称为静息痛。这种疼痛非常剧烈，并经久不止，而晚间尤甚，患肢抬高时加重、下垂后可减轻。于是患者在晚间弯腰屈膝抱足而坐，彻夜不眠。有时将患肢垂于床旁，使静脉血液充盈，改善循环，以缓解疼痛。

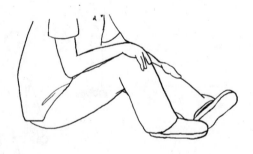

（2）脚或脚趾变黑、坏死，趾甲生长缓慢。

（3）皮肤呈暗红或黑褐色，发生溃疡。

若动脉管腔完全闭塞，则局部组织血液供应完全丧失，以致发生溃疡

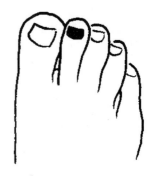

和坏疽。常先发生在一或两个趾端或出现于甲旁，逐渐向上发展，累及整个脚趾或其他脚趾。皮肤干枯发黑，坏死组织脱落后残留难以愈合的溃疡。大多为干性坏疽。此时不仅疼痛加剧，若并发细菌感染，其痛苦更加难忍，日久出现体力衰弱、食欲缺乏、消瘦、乏力、面色苍黄，并伴发热以及贫血等表现。

温馨提示：患者平卧，抬高下肢45°，3分钟后观察足部皮肤颜色改变。本病患者患肢足部特别是足趾皮肤呈现苍白或蜡黄色，指压则缺血更明显，有麻木疼痛感；嘱患者坐起，将下肢自然下垂，皮肤颜色恢复缓慢或呈青紫色，出现以上现象为阳性结果。

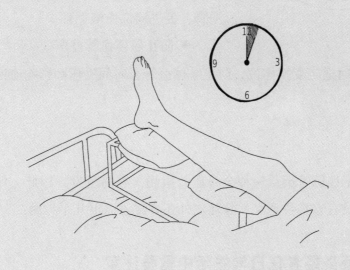

自防

脉管炎病程多数较动脉硬化闭塞症发展迅速，有时动脉病变位置较高，又没有良好的侧支循环，很容易造成足趾甚至是小腿的坏死，而且保守治疗效果又不佳，因此，截肢的可能性也较高。

★预防脉管炎需要注意

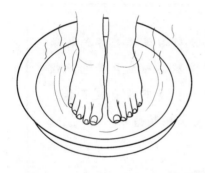

◆ 禁烟，尤其是患有糖尿病和高血压、高血脂的中老年人。

◆ 保护双足，防止寒冷潮湿刺激。

◆ 避免外伤。

◆ 每天用热水（水温不宜过高）洗手、洗脚，促进局部血液循环。

◆ 防止肢体血管痉挛。

◆ 劳动时适当变换体位，防止肢体血管长时间受压而影响血液循环。

自养

血栓闭塞性脉管炎是一种全身血管疾病，容易复发，因此，如何巩固疗效、防止复发有着重要意义，除此之外还要注意以下几个方面：

★ 脉管炎患者在日常生活中需要注意

◆ 终生戒烟！

◆ 经常参加身体锻炼，增强机体的抗病能力，促进肢体的血液循环，提高身体的抗寒能力。

◆ 避免外伤。由于脉管炎患者肢体血液循环不佳，抗病能力比较差，受到外伤后容易感染，使创口面扩大且难痊愈，所以脉管炎患者一定要注意避免外伤。

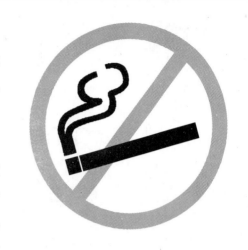

◆ 加强对脉管炎恢复期的定期复查和治疗。在易于发病的寒冷季节，或根据患者的发病周期及具体病情，进行定期地或间断地预防复发和巩固治疗。加强患者与医务人员之间联系，互相密切配合，重视复查和随访工作，以便更好地进行防治工作。

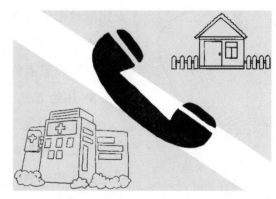

◆ 加强对足部的护理

（1）保持足部清洁、干燥，防止外伤及感染。

（2）患足穿鞋袜必须注意合脚、舒适、柔软暖和，防止

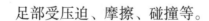

足部受压迫、摩擦、碰撞等。

（3）在劳动生产中注意保护肢体，免受外伤。

（4）及时修剪趾甲，以免对皮肉造成损伤。

（5）嵌甲、鸡眼等足部疾病的处理也不可伤及其组织和血管，伤后不可擅自涂抹药物，以防引起化学性损伤。

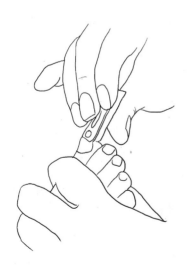

◆ 避免寒冷刺激。受寒可使血管收缩甚至痉挛，使闭塞的血管更加不畅，使病情加重，因此对肢体的保暖很重要。不过保温亦不宜过

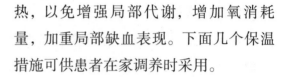

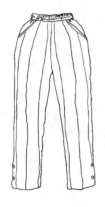

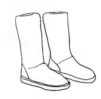

热，以免增强局部代谢，增加氧消耗量，加重局部缺血表现。下面几个保温措施可供患者在家调养时采用。

（1）局部可用热水袋或中药热敷，保持患肢的温暖。

（2）患者的衣服宜保暖，应准备特制棉衣、棉鞋、棉袜，这些防寒衣物以方便穿脱为原则。

（3）除患肢有局部坏死外，可以每天用温热水泡洗患肢一次，如用对症的洗药则更好。

◆ 减少房事。脉管炎患者常有房事后病情加重的情况，所以患者应减少房事。

◆ 用药方面需要注意

避免使用收缩血管药物，如肾上腺素、麻黄素等药均有收缩血管的作用，使用此类药物会使外周血管收缩，管腔变窄，静脉压增高，从而加重病情。

不要擅自用药，特别是麻醉药，越用病情越重，后果十分危险。

★ 饮食上需要注意

◆ 饮食宜清淡而富有营养，多进瘦肉、豆制品、新鲜蔬菜、水果等。可选用一些温性食物，如牛肉、羊肉、鸡肉等，有利于温通经络。还可选食山楂、马兰头、柿、油菜、芹菜等扩张血管的食品和绿豆、海带、淡菜、荞麦面等能软化血管的食品。

◆ 忌食生冷的食物，禁食辛辣刺激性食物，如辣椒、大蒜等。

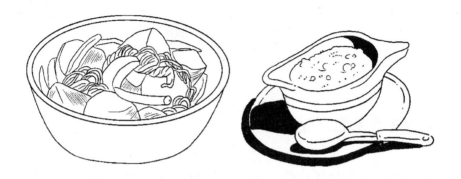

📖 温馨提示：有类似间歇性跛行和静息痛的症状就一定是脉管炎吗？

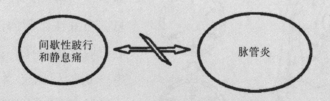

间歇性跛行和静息痛 ⟷ 脉管炎

　　答案是否定的。生活常识和医学常识都告诉我们，疾病的症状和某种疾病并不是一一对应的，也就是说可能很多种疾病都有相同的症状，所以有间歇性跛行和静息痛的现象也不一定就是脉管炎。根据前文内容可以了解间歇性跛行和静息痛的形成原因，那么对于老年人来说，有这两种症状还有可能是下肢动脉硬化闭塞症。

高 血 压

★ 血压是怎么产生的

人体的循环器官包括心脏、血管和淋巴系统，它们之间相互连接，构成一个基本上封闭的"管道系统"。正常的心脏是一个强有力的肌肉器官，就像一个水泵，它日夜不停有节律地搏动着。心脏一张一缩，使血液循环在器官内川流不息。血液在血管内流动时，无论心脏收缩或舒张，都对血管壁产生一定的压力。当心脏收缩时，大动脉里的压力最高，称为"高压"，左心室舒张时，大动脉里的压力最低，称为"低压"。平时我们所说的血压，实际上是指对上臂肱动脉即胳膊肘窝血管的血压测定，是对动脉血压的间接测定。

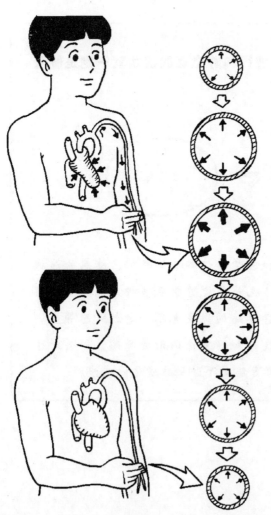

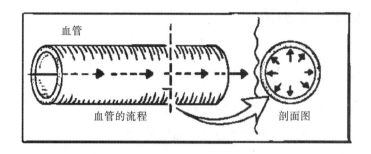

血管

血管的流程　　　　　　　剖面图

★ 血压的标准

类　　别	收缩压（mmHg）	舒缩压（mmHg）
正常血压	<120	<80
正常高值	120～139	80～89
高血压	≥140	≥90
1级高血压（轻度）	140～159	90～99
2级高血压（中度）	160～179	100～109
3级高血压（重度）	≥180	≥110
单纯收缩期高血压	≥140	<90

★ 高血压产生的原因

遗传

调查表明，双亲若一方有高血压，则子女患病率会高出 1.5 倍；双方都有则高出 2~3 倍，约 60% 的高血压患者有家族史。

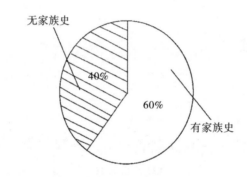

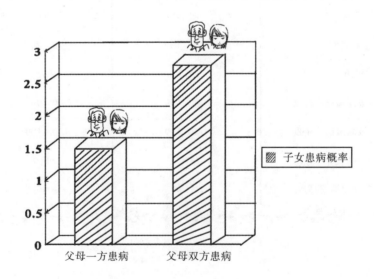

肥胖

肥胖者体内血容量增加，心排血量也增加，肾上腺素活性增高，可导致血压升高。有30%以上的高血压患者属严重肥胖。

神经、精神因素

一个人长期处于紧张状态或常受精神刺激或性格急躁等，易引起高血压。

职业因素

长期从事脑力劳动、紧张工作及长期接触噪声人群。

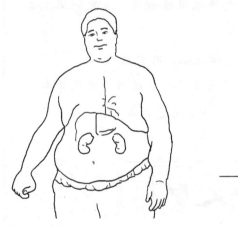
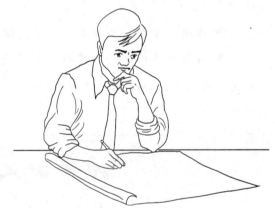

饮食因素

（1）高盐：食盐中含有大量的钠离子，会吸附水分，使血容量增加，从而升高血压。

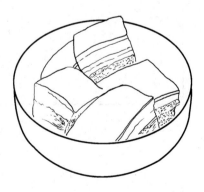

（2）喜吃肥肉：三酰甘油、胆固醇浓度增高，会沉积于血管壁的内膜，使动脉硬化、狭窄，导致血压增高。饱和脂肪酸、单

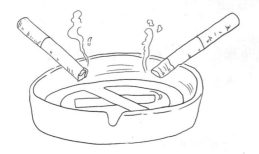

不饱和脂肪酸与多不饱和脂肪酸最好的比例是1：1：1。

（3）吸烟：烟中的尼古丁可使人体血管活性物质增多，诱发血管痉挛，导致血压升高。

温馨提示：如何戒烟？

★ 对于烟民来说，戒烟看上去是件很困难的事。这里列举几条戒烟措施，供大家参考。

◆ 像送"瘟神"一样丢掉香烟、烟灰缸、打火机。

◆ 培养更多的爱好和情趣，转移注意力，如读书、写毛笔字、养花、看电影、逛公园、体育运动等，丰富自己的业余生活。

圣人无常师

◆ 和从前的吸烟的场所说再见，少参加宴会，也不再参加"烟民"的聚会。

◆ 烟瘾上来时，可吃水果、嗑瓜子、咀嚼无糖口香糖或外出散步。

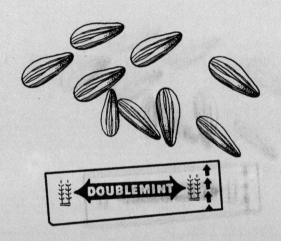

◆ 烟瘾上来时，立即做深呼吸，深吸一口气，数10个数，然后呼气，连做5次；或闭上眼，全身放松，默想一个景象或一个数字，坚持20分钟。

◆ 在吸烟的方式上下工夫，如严格限制每天香烟的支数，如限制在10支以下，逐渐减少直至戒断，或者将烟吸到嘴里即吐出。不要吸到气管里；烟吸到一半就扔掉；慢慢地吸，使烟头上的温度不要太高。

◆ 去医院的戒烟门诊，获得医生的帮助。

自查

★ 高血压的症状

早期

头晕、头痛、眼花、耳鸣、全身乏力、记忆力减退、失眠、烦躁易怒。

脑部并发症。

心脏并发症。

肾脏损害。

中、晚期

全身各器官小动脉损害，出现眼底出血、心绞痛、脑卒中、肾功能下降等并发症，严重者会危及生命。

随季节昼夜情绪变化

冬季血压较高，夏季较低；夜间血压较低，清晨起床活动后血压迅速升高。

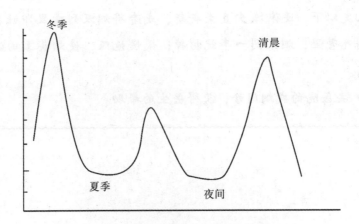

自防

★ 高血压被称作"沉默的杀手"

高血压本身并不那么可怕，可怕的是它所引发的重要器官的损害。人体有很多器官会因高血压病而受到损害，如心、脑、肾，可导致中风（脑卒中）、心肌梗死、肾功能不全、眼底病变等的发生。出血性脑卒中（俗称"脑出血""脑溢血"）就是晚期高血压最严重的并发症。

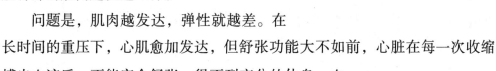

对于心脏本身来说，血压就像是必须举起的杠铃。血压越高，心脏需要的力量越大，则心肌越发达。这就如同举重运动员的级别越高，能举起的重量越重，他的四肢、腰背部的肌肉越发达一样。

问题是，肌肉越发达，弹性就越差。在长时间的重压下，心肌愈加发达，但舒张功能大不如前，心脏在每一次收缩搏出血液后，不能完全舒张，得不到充分的休息。血压长期升高对心脏来说就是负担过重，最终出现心力衰竭、心肌硬化，这就是高血压性心脏病。更需警惕的是，早期心力衰竭基本上没有症状，所以高血压被称为"沉默的杀手"。

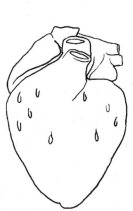

高血压是冠心病的主要危险因素之一。防治高血压对于防治冠心病，减少冠心病发病有着重要的意义。但是早期高血压很少出现明显症状。

★有效地预防高血压应注意

◆ 定期测量血压是早期发现症状性高血压的有效方法。需要额外注意的是，对有高血压家族病史的人，从儿童期就应该定期检查血压。正常小儿的收缩压＝年龄×2+80（mmHg），舒张压为收缩压的2/3～3/5。学龄期儿童最高值14.7/10.7kPa（110/80mmHg）。对无高血压家族史的人，从40岁起应该定期测量血压，有的高血压患者可维持10～20年无症状，一旦发现已经是2级以上。

◆ 限盐，许多研究表明摄盐量与高血压的发生率正相关。终生低钠的人群，几乎不发生高血压。世界卫生组织规定，每人每天的食盐摄入量为6g以下，这对预防高血压有着良好的作用。

◆ 戒烟。吸烟可以使血压升高，心跳加快，吸一支烟有时可能使血压上升3.33kPa（25mmHg）。尼古丁作用于血管中枢，同时还使肾上腺素分泌增加，引起小动脉收缩。长期大量吸烟，可以使小动脉持续收缩。久而久之，动脉壁变性、硬化、管腔变窄，形成持久性高血压。

◆ 积极参加体育锻炼，放松紧张情绪。缺乏体育锻炼易使脂肪堆积，体重增加，血压升高。体育锻炼可以使紧张的精神放松，慢跑、散步、游泳等均对稳定血压有很大的好处。

◆ 控制体重。超重给身体带来很多副作用。肥胖人群高血压的患病率是体重正常者的2～6倍，而降低体重则可使血压正常化。有人对中度高血压患者进行5～10年的观察，发现体重平均下降5%，会使部分依靠药物降压的患者放弃服药，降低体重

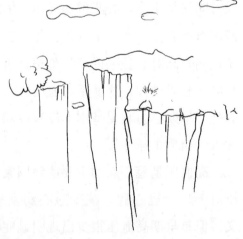

还可以明显减少降压药剂量。控制高糖、高脂食物，少量多餐，积极参加体育锻炼是减肥的重要方法。

◆ 及时控制临界高血压。当血压在 18.7～21.3/12～12.7kPa（95mmHg）者，为临界高血压。对于临界高血压首先应用非药物疗法。

自养

对于高血压患者来说，要从药物、饮食和生活三个方面来注意保养问题：

★ 坚持服药：对中、晚期高血压病，坚持服药治疗是十分重要的。

如一种药物产生耐药性而失效时，应及时更换其他药物。不遵医嘱，随意停药，会使血压急剧升高而发生危险。平时应经常测量血压。

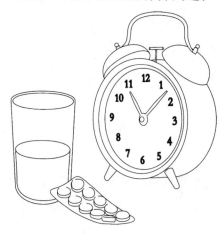

★ 饮食有节：应节制日常饮食，少吃高脂肪食物、甜食、盐。饮食以清淡为主，多食蔬菜水果。忌暴饮暴食。

◆ 控制体重，防止肥胖

肥胖是高血压病的危险因素之一，而肥胖的主要原因是热量摄入过多。有证据显示，超过正常体重 25kg 的肥胖者，其收缩压可高于正常人 10mmHg，舒张压高 7mmHg。因此，控制热能摄入，保持理想体重是防治高血压的重要措施之一。防止肥胖要注意以下几点。

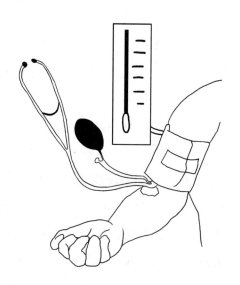

（1）不要盲目节食

如果在减肥中故意让自己挨饿，那

么身体就会出现一些反应：如积存水分，新陈代谢减慢，容易经受不住诱惑而产生大吃一顿的欲望。需要改变饮食习惯，戒吃高脂肪食物、甜品和零食。

（2）每次只戒吃一种食物

如果在同一时间戒食多种食物，可能反而会使人在下一餐美食面前忍不住大吃一顿。戒吃一种食物，比较容易做得到。

（3）切不可戒餐

每日吃 3 餐的人，比不吃正餐的人多消耗 10%的热量。因为人在每次进餐时，其新陈代谢会加速。也就是说，如果戒餐，身体会以降低新陈代谢率的方式代偿。

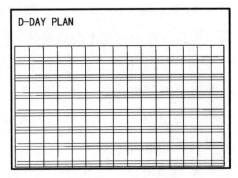

（4）循序渐进而不要急于求成

不要希望短时间内把体重减到不可能的程度。正确的办法是，开始时即要制订一个切实可行的计划，使体重稳定地逐渐减轻，比如每星期减 0.5～1kg。

（5）吃东西要慢

要细嚼慢咽，享受每一口食物。想减肥就要永远都做最迟吃完饭的人。狼吞虎咽的人，进食后不易产生饱腹感，会吃入更多的食物。

◆ 平衡膳食

（1）严格限制盐的摄入量

凡有轻度高血压或有高血压病家族史的，其食盐摄入量最好控制在每日 5g 以下。对血压较高或合并心力衰竭者摄盐量更应严格限制，每日用盐量以 1～2g 为宜。减少食物中钠盐摄入量，增加钾盐的摄入量。钠盐可显著升高血压，增加高血压的发病风险，而钾盐则可对抗钠盐升高血压的作用。我国各地居民的钠盐摄入量均显著高于目前世界卫生组织每日应少于 6g 的推荐，而钾盐摄入则严重不足。

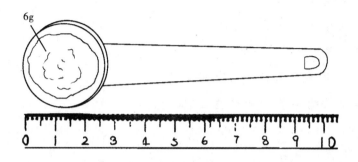

（2）适当限制热量和脂肪摄入量

食物脂肪的热能比应控制在25%左右，最高不应超过30%。动物性脂肪含饱和脂肪酸高，可升高胆固醇，易导致血栓形成，使高血压、脑卒中的发病率增加。而植物性油脂含不饱和脂肪酸较高，能延长血小板凝集时 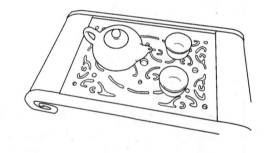 间，抑制血栓形成，降低血压，预防脑卒中。故食用油宜选用植物油，其他食物也宜选用含不饱和脂肪酸、低胆固醇的食物，如蔬菜、水果、全谷食物、鱼、禽、瘦肉及低脂乳等。

（3）多喝茶

研究证实，饮茶能有效地降低血脂、血压及血液中的胆固醇，进而防止心脑血管疾病的发生。因为茶叶中的茶多酚，特别是儿茶素有很强的降脂和保护毛细血管的作用，可清除身体内的胆固醇，还可软化血管。

（4）多吃富含维生素C、钙的食物

维生素C具有保护动脉血管内皮细胞免遭体内有害物质损害的作用。保证膳食中钙的摄入充足，每日膳食摄入800~1000mg钙，可防止血压升高。

温馨提示：

有人主张饮食上遵循"一、二、三、四、五，红、黄、绿、白、黑"原则，具体如下：

"一"是指每天喝一袋牛奶。牛奶不要空腹喝，喝奶的同时吃些面包、馒头等糖类食品。也可用酸奶、低乳糖奶或两袋豆浆代替牛奶。

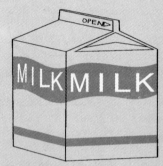

"二"是指每天250~350g糖类，相当于300~400g主食。调控主食可以调控体重。

"三"是指每天3份高蛋白。每一份就是50g瘦肉或者一个鸡蛋，或者100g豆腐，或者100g鱼虾，或者100g鸡肉或鸭肉，或者25g黄豆。一天3份，合理搭配。

"四"是指四句话，即"有粗有细，不甜不咸，三四五顿，七八分饱"。

"五"是指每天500g蔬菜和水果。蔬菜和水果含大量的维生素和钾、镁、铁、钙等物质，不仅为人体提供所需的营养物质，而且对预防某些疾病有着重要作用。

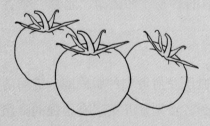

"红"是指每天1~2个西红柿。如果是一个健康人，没有脂肪肝，没有疾病，每天可以喝50~100ml的红、白葡萄酒。

"绿"是指茶叶当中的绿茶，它含有多种抗氧自由基的物质，可减缓老化，延年益寿，防止动脉粥样硬化。

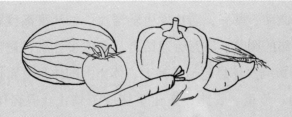

"黄"是指黄色果蔬，如胡萝卜、红薯、老玉米、南瓜等可多吃。

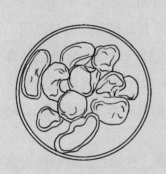

"白"是指燕麦粉、燕麦片，它不仅能降胆固醇和甘油三酯，而且对治疗糖尿病、减肥效果好。

"黑"是指黑木耳。研究指出，每日吃黑木耳5～15g，能显著降低血黏度与血胆固醇含量。使血液变稀，有助于预防血栓形成，也不易得冠心病。

★ 调畅情志：保持轻松愉快的情绪，避免过度紧张。

◆ 戒烟少酒：烟碱（尼古丁）可收缩微细血管，使心跳加快，血压升高；少量喝酒可使微循环扩张，增加血管弹性，有一定好处。提倡戒烟少酒。但大量喝酒及喝烈性酒则肯定是有害无益的。

◆ 劳逸结合：脑力劳动者高血压发病率较高，应注意多参加体育锻炼和体力劳动。在工作1小时后最好能休息5～10分钟，可做操、散步等调节自己的神经。使用电脑半小时要休息5分钟。因为长时间使用电脑会造成精神紧张，一般建议在电脑前工作半小时，应该站起来走一走或向远处眺望，做一下深呼吸，这些都是身心放松的好方法。通过运动和劳动，扩张血管，消除大脑疲劳，增强体质。

◆ 心情郁怒时，要转移一下注意力，通过轻松愉快的方式来松弛自己的情绪。最忌情绪激动、暴怒，防止发生脑溢血。如从事高度紧张的工作，要掌握好对自己情绪的调节，注意劳逸结合，争取多休息，避免有害的慢性刺激（如噪音）的影响。休息包括精神上、体力上的休息。重体力劳动、剧烈运动是不适宜的。负重、长跑、搬运重物应予禁止。但轻体力劳动是可以的，长期卧床并无好处。

建议采取"三、五、七"的运动方式比较安全有效："三"是指每天步行3000米，时间在30分钟以上；"五"是指每周运动5次以上，持之以恒才有效果；"七"是指运动后心率加年龄之和约为170。

◆ 高血压病患者康复体育的运动类型选择要以有氧代谢运动为原则，避免在运动中做推、拉、举之类的静力性力量练习或憋气练习，应该选择那些全身性的、有节奏的、容易放松的项目。较适合高血压病康复的运动种类有太极拳、医疗体操、步行、健身跑、有氧舞蹈、游泳、娱乐性球类、郊游、垂钓等等。

◆ 要按时作息，保证足够睡眠，做到起居有常。这样可及时解除大脑疲劳，降低新陈代谢，舒张周围血管，从而降低血压。

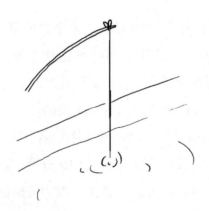

低 血 压

与高血压相反的，血压也有过低的情况。一般成人收缩压低于80~90mmHg，舒张压低于60mmHg，就可以认为是低血压。

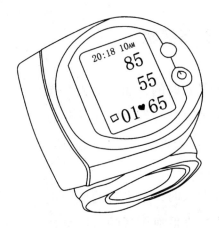

★ 低血压同高血压一样有害，不正常的血压情况就会使身体不适，低血压是如何产生的

◆ 直立性低血压——交感神经系统的反应和调节失灵。

◆ 自发性低血压——可能与遗传有关。

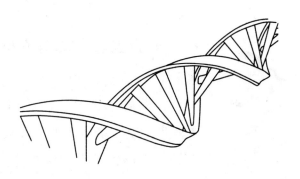

自查

人们对高血压的危害都早已有所认识，但是对低血压却了解得甚少，忽略了低血压对生命的威胁，其实低血压也同样非常危险，它可以引起脑部和心脏的严重供血不足，其危害程度也不亚于高血压。

★ 低血压的分类与症状

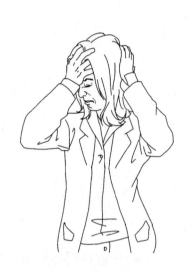

有的人低血压情况是暂时的，而有的人却是慢性持续低血压。前者如直立性低血压（站起时血压显著地降低），后者也被称为自发性低血压。

◆ 直立性低血压

正常人在突然站立起来时，上半身的血压也会暂时下降。但是，直立性低血压者的血压会显著下降，因而会出现眩晕、眼前发黑，有时还会失神摔倒。

◆ 自发性低血压

只有一少部分患者容易疲乏、感到眩晕、耳鸣、食欲不振、肩疼、头重、头痛等。

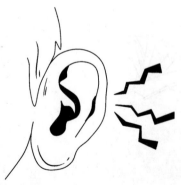

★ 低血压的高危人群

长期卧床休息，病后初愈，体质瘦弱，更年期妇女，老年人群中如果经常出现头晕、头昏、头痛、乏力、易疲劳、精神不振、心

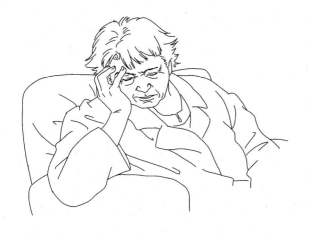

情压抑或晨间起床时出现头晕、精神疲惫、眼前发黑伴跌倒等上述起床困难症状，或由卧位到直立位，或久站时出现头昏、跌倒等症状，应警惕有低血压症。

尤其在使用抗忧郁药、多巴胺、降血压药，血液透析治疗患者中出现上述症状更应警惕低血压出现，多测量血压，以防漏诊、漏治。

★ 进食后低血压

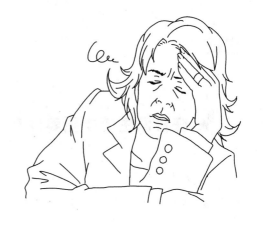

进食后低血压是一种临床上见于老年人的血压内环境稳定方面的异常。对临床情况稳定、未服药的老年住院和非住院患者的研究显示，早餐和午餐后血压显著降低，此种血压降低在年轻人或未进餐的老年人中不出现。住院和非住院老年人进餐后 75 分钟内发生餐后血压降低 20mmHg 达 1/3。如在餐前服过降血压药物，餐后血压减低可能会更显著。在老年高血压患者和有进食后晕厥或自主神经系统功能失调者中进食后低血压的发病率最高。进食后低血压可能是老年人晕厥和跌倒的常见原因。

进食后低血压的机制被认为与消化时内脏血积聚的压力反射代偿受到损害有关。自主神经功能失调患者伴进食后低血压者进餐后有前臂血管收缩功能减弱、体循环血管阻力降低和控制心率的交感神经系统异常。因此，自主

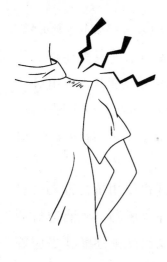

神经系统控制心率和血管阻力的变异可能是本病的基本病因。老年患者有进食后头昏、摔倒、晕厥、其他脑或心脏缺血症状者，进餐前后宜测量其血压，以检出进食后低血压。

尚无临床研究以评价进食后低血压的治疗措施，故处理本病只基于一般常识。有症状的患者不宜于餐前服降血压药，餐后宜平卧。减低降压药物的剂量和用少食多餐法进食可能也有帮助。最近的资料提示某些患者进餐后步行可有助于恢复正常循环，但这种疗法只宜在严密监测之下施行。

自防

★ 在日常生活中需要注意

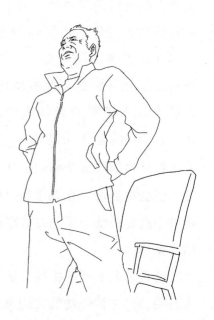

直立性低血压

◆ 动作宜慢，避免骤然起立或骤然抬头等。

◆ 若发现有引起直立性低血压的疾病，应及时对症治疗。

自发性低血压

调整日常生活的节奏，注意积极运动。用冷水擦身也有疗效。低血压症状厉害时，可以询问医生，服用各种升压药。

自养

★ 低血压患者在饮食上应该需要注意

◆ 荤素兼吃，合理搭配膳食，保证摄入全面充足的营养物质，使体质从纤弱逐渐变得健壮。

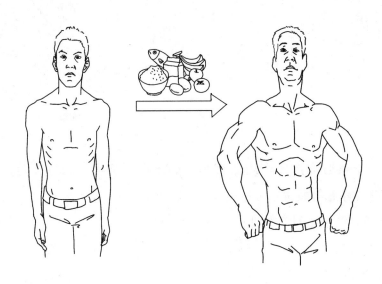

◆ 轻度的低血压症患者只要在平时的饮食中注意加强营养，通过一段时间的调理，基本上可以使血压恢复正常，低血压患者在饮食中应注意以下方面：

（1）多吃钠、胆固醇含量高的食物。胆固醇高的食物包括奶油、脑、肝、蛋、鱼子等，可适量常吃。另外

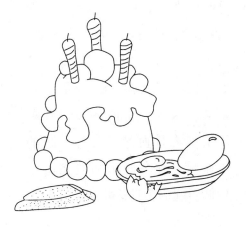

还可适当增加食盐量，每日需摄足 12g 左右，但不可过高，并要多喝水，较多的水进入血液后可增加血容量，升高血压。

（2）多吃调节血压的滋补品，注意加强营养，这些食品有桂圆肉、黄芪、人参、生脉饮等。此外，少量喝些低度酒也可升高血压。

（3）多吃补气血、温补脾肾的食物，如莲子、大枣、桑葚、芝麻、花生等。另外，还应多吃些动物的肝脏、瘦肉等。

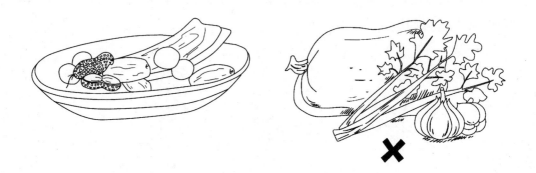

（4）少吃具有降血压作用的食品，如冬瓜、苦瓜、绿豆、西瓜、芹菜、大蒜、海带、洋葱等食品。

◆ 如伴有红细胞计数过低、血红蛋白不足的贫血症，宜适当多吃富含蛋白质、铁、铜、叶酸、维生素 B_{12}、维生素 C 等"造血原料"的食物，如猪肝、蛋黄、瘦肉、牛奶、鱼虾、贝类、大豆、豆腐、红糖及新鲜蔬菜、水果。纠正贫血，有利于增加心排血量，改善大脑的供血量，升高血压和消除血压偏低引起的不良症状。

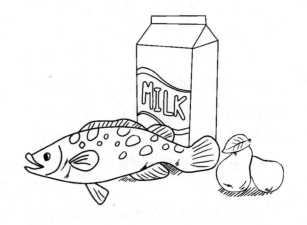

◆ 伴有食欲缺乏者，宜适当食用能刺激食欲的食物和调味品，如姜、葱、醋、酱、糖、胡椒、辣椒、啤酒、葡萄酒等。

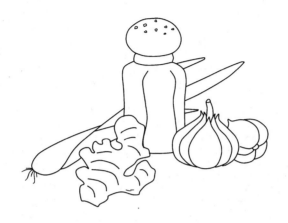